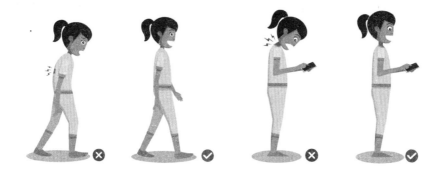

做好脊柱养护
从此"脊"病不缠身

栗庆东　范永坤　◎编著

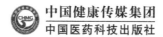

中国健康传媒集团
中国医药科技出版社

内容提要

姿势不正确、积劳成疾、寒凉侵袭、突受外伤……日常生活中，导致脊柱受损、受伤的情况时有发生。脊柱一旦受损，其椎管束内的神经也会跟着受压迫，从而出现各种影响身体健康的症状。本书从规避妨碍脊柱健康的原因出发，帮助大家制定不同脊柱分区、不同年龄段、不同人群的脊柱养护方案。并盘点 11 种脊柱养护有效方法，精选 34 种与脊柱问题相关的病症，详细列出对症疗法，让大家有理有据地治疗疾病的"原发地"——脊柱，从而促进身体健康。

图书在版编目（CIP）数据

做好脊柱养护 从此"脊"病不缠身 / 栗庆东，范永坤编著 . —北京：中国医药科技出版社，2019.9

ISBN 978−7−5214−1037−2

Ⅰ．①做… Ⅱ．①栗… ②范… Ⅲ．①脊柱病−防治 Ⅳ．① R681.5

中国版本图书馆 CIP 数据核字 (2019) 第 050202 号

责任编辑 曹飒丽
美术编辑 杜 帅
版式设计 潘明月

出版 **中国健康传媒集团** | 中国医药科技出版社
地址 北京市海淀区文慧园北路甲 22 号
邮编 100082
电话 发行：010-62227427 邮购：010-62236938
网址 www.cmstp.com
规格 710×1000mm$^1/_{16}$
印张 15
字数 214 千字
版次 2019 年 9 月第 1 版
印次 2019 年 9 月第 1 次印刷
印刷 香河县宏润印刷有限公司
经销 全国各地新华书店
书号 ISBN 978−7−5214−1037−2
定价 36.00 元

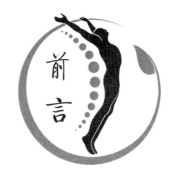

颈椎不舒服，肩膀僵硬，腰腿疼痛，驼背，脊柱侧弯……面对越来越多的脊柱问题，我们怎么办？

冠心病，高血压，糖尿病，乳腺增生，月经不调，前列腺功能障碍，反复腹泻与便秘……这些病症居然与脊柱问题相关，是不是感觉很不可思议？

工作忙碌，学习紧张，劳动时间长……这些无法避免的因素都会"伤"脊柱，我们应该如何解决？

如果把人体比作房屋，脊柱便是房屋的"顶梁柱"。"顶梁柱"一旦脆弱不堪，房屋便会倒塌，对于人体来说，上面所说的不适、疾病便会纷沓而至。

本书从大家关心的问题出发，全面讲解与脊柱相关的防护与治疗，让大家每天抽一点时间，就能养好脊柱，避免"脊"病缠身。

本书帮你了解脊柱，从细节里规避妨碍脊柱健康的因素，掌握日常生活养护脊柱的注意事项。并且根据不同脊柱分区、不同年龄段、不同人群，制定养护脊柱的侧重点，让大家更有效地养护脊柱。在这样的大前提下，本书盘点药膳、按摩、拉筋、瑜伽、艾灸、拔罐、热熨、水疗、药浴等各种特色方法，帮助大家全面养护脊柱，总有一种方法会适合你。同时，本书将重点放在脊柱相关疾病的防与治上，精选 34 种常见的与脊柱问题相关的病症，每种病症都能找到与脊柱相关的"根源"，并列明治疗方法，简单、实用且安全、有效。

作为直立行走的人类，直立的状态让脊柱承受的压力更大，加上日常生活中伤害脊柱的因素太多，所以通过本书调养脊柱，防止"脊"病缠身，是非常有必要的。而且本书本着实事求是的原则，没有夸大疗效，书中所说的方法并不能"包治百病"，无论是自己能进行的，需要请家人、朋友帮忙的，还是需要去专业医院治疗的，本书都详细标明。这样可以方便大家更加了解自己的脊柱、与脊柱相关的疾病，并找到更科学的防治方法。

面对重要又脆弱的脊柱，希望本书能给你带来相对愉悦的防治体验，让你的脊柱保持年轻的时间更久一些，让你患病的时间更少一些，身体更健康一些。

编 者

2019 年 1 月

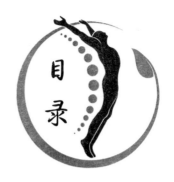

目录

第五章

脊柱是"百病之源"，防治与它相关的各样病症

第一章
脊柱，健康的『顶梁柱』

如果把人体比喻成一套精密、高效能的完美仪器，那么脊柱就是仪器的中心支柱。人体每块骨骼的位置或形态发生变化及引起周围组织的变化，都会给人体带来不同程度的影响，进而影响经络、气血和津液的运行和传输，导致人体内脏器官的正常活动受到干扰，出现一些不适症状。所以，有病先找脊。脊柱，是人体健康的"顶梁柱"。

颈、胸、腰、骶椎，构成脊柱的四成员

脊柱是什么？不少人的第一反应是后背上那根脊梁骨。这样的定义正确，但是也不是完全正确。因为脊柱不单单是一根骨头，还包括椎间盘、脊髓以及其周围的肌肉、韧带等组织。椎骨是构成脊柱的中轴，椎间盘、脊髓以及其周围的肌肉、韧带是其重要的分支和组成部分，"大家"同心协力，构建了人体生命大厦的主梁——脊柱。

人体的脊柱是由33块椎骨和椎间盘、韧带、关节等连接而成的。脊柱内部自上而下形成一条纵行的脊管，内有脊髓。这一节，我们先来了解构成脊柱的"四大基础成员"。

从正面看，脊柱（图1-1）位于人体背部的中央，像一根中轴，分为五大部分，即颈椎（7块）、胸椎（12块）、腰椎（5块）、骶椎（5块）和尾椎（4块）。其中，尾椎在幼年时期是3~5块，随着年龄的增长，成年后融合成一块骨。

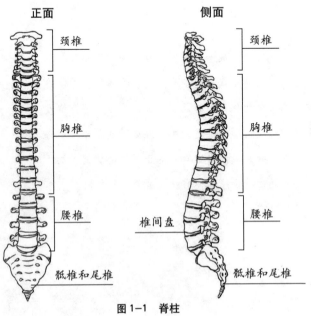

图1-1　脊柱

在国际通行的惯例中，习惯将颈椎、胸椎、腰椎、骶椎分别用C、T、L、S代表，然后再用数字来表明顺序，比如第七颈椎就是C7，第二胸椎就是T2，依次类推。在本书的后面章节，我们会连续用到这些字母＋数字的组合，请大家提前知道下。

从侧面看，脊柱像个S形，可见颈椎、胸椎、腰椎和骶椎四个生理性弯曲，其中颈椎和腰椎向前凸，胸和骶曲向后凹。当然，这是正常健康脊柱的生理弯曲情况，长期坐姿不正确或某些疾病会导致脊柱异常弯曲，形成驼背、脊柱侧弯等疾病，这些我们后面的章节再详细介绍。

◎"四大基础成员"之一：颈椎，位于脊柱顶端的重要交通枢纽

在人体的脊柱中，颈椎无疑是"出镜率"最高的椎体。电子信息时代，大多数人的颈椎都会出点小问题。头部以下、胸椎以上的部位就是颈椎，由7节颈椎骨组成，除了第一颈椎和第二颈椎外，其他颈椎之间都夹有一个椎间盘，所以颈椎共有6个椎间盘。在颈椎周围，由颈部肌肉、神经、血管和皮肤包裹，构成我们俗称的"脖子"。

颈椎位于脊柱的最顶端，向上承托颅骨，向下连接着第一胸椎。除了第一颈椎和第二颈椎的结构比较特殊，其余五节颈椎和下面的胸椎、腰椎结构基本相似，主要都是由椎体和椎弓（图1-2）组成的。其中，椎体是椭圆形的柱状体，与椎体相连的是椎弓，两者共同形成椎孔。

所有的椎孔相连就构成了椎管，也有称为椎间孔。椎管内容纳的是神经的重要通道——脊

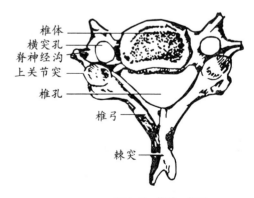

图1-2 椎体、椎弓

髓，它就好比重要的交通枢纽，肩负着将大脑发出的指令输送到全身各处的任务，同时还负责把躯体发出的各种信号反馈给大脑。

颈椎的横突比较短，除了第七颈椎横突孔较小外，其他六节的横突孔都有椎动脉穿过。椎动脉主要供应小脑、脑干和大脑后半部的血液运输，所以颈椎一旦出现问题，我们就很容易出现颅内供血不足，进而出现头痛、头晕、恶心、呕吐、耳鸣、耳聋等相关症状。

特殊的结构势必有特殊的使命，医学上把第一颈椎称为寰椎，第二颈椎称为枢椎。它们在结构上和其他五节颈椎明显不同，使命也更为重要。寰椎和枢椎是大脑传递信息的关卡，扮演着促使脑部和身体各部位良性互动的灵魂角色，并掌管自主神经系统。

1. 寰椎即第一颈椎，主导人体执行点头、抬头等动作

从结构上来看，寰椎没有椎体和棘突，由前弓、后弓和两个侧块构成，像一个不规则的圆环，所以可以支撑头部。同时，寰椎长长的横突增强了其对整个颈椎的控制力。颈椎的旋转约 50% 就是由寰椎关节提供的，而且寰椎的上关节突与枕骨髁形成寰枕关节，主导人体执行点头、抬头等动作。

2. 枢椎即第二颈椎，是偏头疼、头晕等多种功能性疾病的重要病因

枢椎的结构特点更为特殊：它的前上部有个像齿状的向上突起称为齿突，与寰椎自然衔接，支撑寰椎和头部在上面自由转动；下半部分又与下面的五节颈椎结构相同，完成了与下面颈椎的协作过渡工作。一旦头部或寰椎有任何动作，枢椎就会用自己强大且柔韧的力量带动整个颈椎随之而动。因此枢椎在颈椎中是非常重要的承上启下的"过渡椎"。

生理结构虽然让枢椎成为所有椎体中最灵活的一个，但是也成为最不稳固的一个。所以我们的头部和颈部能灵活转动，也容易出现错位、扭伤、劳损等，造成相应的血管、神经受到挤压，出现头晕、偏头痛、神经衰弱、颈

椎病、多动症等与头颈部密切相关的疾病。

不仅如此，枢椎本身也非常"娇嫩"。在枢椎齿突根部的后方有寰横韧带，起着固定作用，但这个韧带比较细小，稍微大些的外力就有可能导致其受到损伤，造成寰枢关节脱位，甚至骨折，这种损伤会压迫或伤到脊髓，非常严重。所以大家一定要保护好我们的枢椎。

从功能上看，如果是头部是"司令员"，那么寰椎和枢椎就是"正帅"和"副帅"。作为司令员的头部发出任何微小的指示，作为正帅的寰椎都会审核、体验并马上执行，而副帅枢椎就会负责贯彻落实。因此，日常生活中要保护好颈椎，更要保护好寰椎和枢椎。

除了寰椎和枢椎之外，其余的五节颈椎在结构上基本类似，都是由椎体、椎弓、突起（包括横突、上下关节突和棘突）等基本结构组成的。但是在剩余的五节椎体中，我们要重点讲一下第七颈椎。

第七颈椎的位置非常好找，就是我们低头时用手摸到的颈后的最高隆起部位，隆突于皮下，所以第七颈椎也称为隆椎，这是其最大的生理特点。第七颈椎是临床辨认脊柱体序数的体表解剖标志，也是中医推拿、针灸、刮痧、拔罐等经常使用的重要穴位——大椎穴的位置，中医学认为，这是人体六阳经脉交汇之处。在日常保健或者临床上，大椎穴是一个运用频率相当高的穴位，因此第七颈椎也变得意义重大。

◎"四大基础成员"之二：胸椎，中央位置的稳定中心

胸椎位于胸腔内，共有 12 节椎体，每个节段由 10 个关节组成，包括上下 2 个椎间盘，4 个上下后关节，2 个肋小凹关节和 2 个肋椎关节。胸椎是脊柱的中间部位，具有承受重力、缓解冲力、支持脊神经等作用。

胸椎与颈椎、腰椎最明显区别是，它有肋骨协助维持稳定，是组成胸廓

的一部分，因此稳定性更好，错位或出现损伤的机会较少。同时，胸廓后关节的连接形式如同叠瓦，一片压一片，这样的结构虽然使胸椎关节的旋转运动幅度变得更小，但是小幅度的运动也使得胸椎变得相对稳定。

不过，这样相互稳定的支撑也有一定的弊端。因为胸椎和肋骨形成相对关节，胸椎一旦出现紊乱，就会波及更多的关节结构，甚至影响前胸的胸肋关节，出现前胸疼痛。同时，胸廓形态和异常运动也会对胸椎产生一定的影响。此外，颈胸椎结合部、胸腰椎结合部等不同脊柱区域的交界处也容易受损伤。所以日常生活中要保护好胸椎，尽量避免其受伤，以免"一损俱损"。

◎ "四大基础成员"之三：腰椎，脊柱中承受力量最多的"功臣"

人体腰椎有 5 块，每一块腰椎都是由前方的椎体和后方的附件组成，两个椎体之间的连接部分就是椎间盘。腰椎间盘由纤维环和髓核两部分组成，髓核位于椎间盘的中央，周围是纤维环，一层层的纤维环把两个椎体连接在一起，并把髓核牢牢地固定在中央。

腰椎的椎体比颈椎、胸椎都要大，体粗壮，横断面呈肾形，椎孔呈三角形。腰椎在脊柱中承受的重量最多，因此也是所有椎骨中最厚和最大的。腰椎的上、下关节突粗大，关节面呈矢状位。棘突宽而短，呈板状水平伸向后方，相邻棘突间间隙宽，可作腰椎穿刺用。

人体的腰部支撑整个脊柱和上体，主要运动功能包括前屈和后弯，当然也可以进行适度的旋转和侧弯。常言道"养肾先护腰"，是说肾脏位于腰部，要好好养护腰部才能保护肾脏。其实腰部受伤不仅会累及肾脏，久坐、久站、长期腰肌劳损、意外损伤等还可能伤害到腰椎，造成腰椎间盘突出、骨质增生、腰椎滑脱等与腰椎相关的疾病。

◎ "四大基础成员"之四：骶椎，女性子宫的保护盾

骶椎由 5 块骨头组成，位于骨盆的后壁，上与第五腰椎相连，下与尾骨相连。成人的骶骨呈倒三角形，稍向后弯曲。构成骶骨最上面的一块椎骨称为 S1，与第五腰椎 L5 形成一个关节。骶骨最下面的一块椎骨 S5 与尾骨形成一个关节。

骶骨具有明显的性别差异，男性长而窄，女性短而宽，这主要是因为其适应了女性分娩的需要。骶骨起着承上启下的作用。上部分脊柱的重量压在骶骨，并通过骶骨斜向两边转移到球窝关节，再向下转移到腿脚。所以，当骶骨有创伤时，就会引起髋关节疼痛，并有可能辐射到腿部，即我们通常所说的坐骨神经痛。

对于女性来说，骶骨是加强型的保护盾，因为子宫位于骶骨前方。因此女性在日常生活中保护好骶骨，就能在一定程度上保护好子宫。

四个自然弯曲，脊柱的完美弧度

当人体端坐或站立时，背后的脊柱看起来似乎是直的，但体内的椎骨其实依然是有向前向后凸出的弧度。这一弧形凸起，在医学上称为脊柱的生理曲度，俗称"自然曲度"，分别是颈曲、胸曲、腰曲和骶曲，这四个自然生理弯曲组成脊柱的完美弧度。

◎了解脊柱四个自然弯曲

正常的脊柱有四个前后方向的弯曲，类似"S形"，即颈椎呈生理性前凸；胸椎呈生理性后凸，其中弯曲主要在于 T2～T12 胸椎，T7 位于弯曲的顶点；腰椎呈生理性前凸（40°～60°），L3 是弯曲的顶点；骶椎成生理性后凸。但由于长期坐姿、睡姿不良和椎间盘髓核脱水退行性变等，脊柱的前凸或后凸可能会逐渐消失，甚至变直或呈反张弯曲。

脊柱的"S"形自然弯曲是从侧面看的，如果正常人直立位或坐直时，脊柱是无侧弯的。如果想知道自己的脊柱是否是自然弯曲，可以通过以下方法来简单检测：被检查者去站立位或坐位，找别人帮忙从后面观察脊柱有无侧弯。轻度侧弯时需要借助触诊确定，检查方法是用手指沿脊柱的棘突尖以适当的压力从上往下划压，划压后皮肤出现一条红色充血线，以此线为标准，来观察脊柱有无侧弯。

其实，脊柱的生理弯曲并不是"天生如此"，而是从人类直立行走开始逐渐形成的。人类在胚胎初期，还与爬行动物一样，整个脊柱呈一个大大的"C"形，之后随着胚胎的生长才逐渐形成向后的胸曲和骶曲，这两个弯曲扩大了胸腔和盆腔对脏器的容量，出生后保持不变。等婴儿出生后，开始练习抬头和站立，颈椎和腰椎也就逐渐开始向前弯曲，以保持头部、躯干的平衡，使身体在骶骨以上保持直立。婴儿时期的脊柱是非常柔软的，可塑性也非常强。所以家有小宝宝的朋友，一定要密切关注婴儿的日常姿势，避免造成脊柱变形。

脊柱的曲度可能会因为性别、年龄、生活习惯以及职业等因素不同而发生变化。比如女性的腰椎前凸比男性大，尤其是孕妇更加明显；老年性驼背患者为了保持直立，腰椎的前凸也有所增加；长期伏案工作者或经常低头玩手机的人，颈椎自然弯曲会逐渐消失；体操运动人员由于长期锻炼，脊柱的整体曲度会比普通人大。因此，日常生活中学会养护脊柱，对于维护四个自然弯曲至关重要。

◎ **颈椎与腰椎两个自然弯曲，尤其重要**

脊柱的弯曲可以协助椎间盘减少震荡，但却使支撑力减少，所以弯曲交界处容易造成损伤和慢性劳损。其中，颈椎和腰椎更容易出现损伤，因此保护颈椎、腰椎两个自然弯曲也更为重要。

1. 颈椎曲度

颈椎曲度的形成是由于颈椎的第 4～5 节颈椎间盘前厚后薄造成的，这是人体生理的需要。这种弯曲可以增加颈椎的弹性，起到一定缓冲振荡的作用，防止大脑损伤。同时，颈椎的生理性前凸也是颈部脊髓、神经、血管等重要组织正常生理的需要，一旦颈椎自然曲度发生改变，便会引起一系列的病理变化。

颈椎正常的自然曲度是向前呈弧形凸起，但在某些情况下，通过 X 光透视或 CT 检查，可见颈椎的前凸逐渐消失，甚至变直或呈反张弯曲，即向后凸，这是临床上判断颈椎病变的主要诊断依据之一。

造成颈椎曲线不正常弯曲的原因有很多，比较常见的有急性颈部肌肉扭伤、长期不正确的坐姿与卧姿、着凉、颈椎肿瘤、强直性脊柱炎等。一旦颈椎曲线出现不正常弧度，我们的头部、颈椎、肩部、背部、手臂等活动都会受限，出现头晕、颈部僵硬、肩背酸痛、手臂举起困难、手指发麻等症状。

2. 腰椎曲度

正常的腰椎曲度是略微向前的自然曲线。腰椎的自然曲度能使脊柱有弹性，缓冲和分散运动给躯干带来的震动冲击。不过在 CT 检查中，有些腰椎曲度变直是各种腰椎疾病常伴有的腰椎病变改变。当腰椎的自然曲度变直后，腰椎对人体的保护度就会大大降低，使人体极易受到震动的冲击而受到损伤。

除此之外，由于腰椎的自然曲度变直，还会导致腰椎关节之间的结构改变，从而出现腰肌劳损、腰痛、腰椎间盘突出症、腰椎滑脱症等腰椎疾病。

椎间盘，脊柱必不可少的"减震器"

大家开车时，遇到坑坑洼洼的小路，稍微减速便不会觉得汽车颠簸的太厉害，这是因为汽车中一般都装有减震器，能使车身和人体受到的外力冲击和震荡减少，避免颠簸。其实脊柱本身也有自己的"减震器"，那就是椎间盘。

椎间盘（图1-3）有颈椎间盘、胸椎间盘、腰椎间盘等，位于两个椎骨之间，是连接椎骨的一种很有弹性的软组织，主要由纤维环和髓核组成。人体脊柱中的椎间盘一共有23个，除了寰椎、枢椎之间，骶椎和尾椎之间没有椎间盘外，其他椎骨都有，其厚度为椎体的1/4～1/3。腰部的椎间盘最厚，约为9毫米。医生常说的椎间盘突出，通常指的就是腰椎间盘突出。

椎间盘的外部组织——纤维环是一个封闭的圆环，具有很强的刚性，可以加强椎间盘的负载承受力和保护里面的髓核。我们可以把纤维环想象成汽车的轮胎，紧紧包裹住脊柱里面的髓核等组织不被漏出来。而髓核则是一种可以流动的弹性胶冻物质，含有大量的水分、胶原纤维和酸性黏多糖，是椎间盘可以起到减震作用的核心物质。

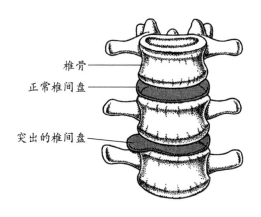

椎骨
正常椎间盘
突出的椎间盘

图1-3 椎间盘

如果还是不够了解椎间盘，我们可以把椎间盘想象成一个个小小的橡皮垫，正是因为这些"橡皮垫"的存在，人们才能自由地扭动脖子、腰身，进行旋转、前曲、后仰等动作。如果没有这些"减震器"的缓冲，直接让椎骨和椎骨相互磨蹭、撞击，那结果简直无法想象。所以，椎间盘可是保护脊柱的大功臣，没有椎间盘，人体想进行仰头、转身、弯腰等任何小动作都难以完成。

　　不过，椎间盘会随着年龄的增长而逐渐退化，所以日常做好养生保健工作延缓其衰老至关重要。比如适度的运动，保持正确的姿势，谨防身体受寒湿等都是保护椎间盘的有效方法。

脊髓与脊神经，藏在脊柱里的神秘"控制器"

如果说椎间盘是脊柱内必不可少的"减震器"，那么脊髓就是蕴藏在脊柱内的神秘"控制器"。

脊髓是什么？它是藏在椎骨组成的椎管内的神秘物质。我们知道，椎骨的椎体和椎弓组成许许多多的椎间孔，这些椎间孔上下排列，形成了椎管，脊髓就藏在这些椎管内。31对脊神经连于脊髓，经相应的椎间孔走出椎管，分布于全身的大部分结构中。

脊髓由灰质和白质构成，灰质在内部，白质在周围，在脊髓横切面上呈"H"形的灰色区域，称为灰质，灰质内富含血管，除大量神经细胞体及神经递质细胞外，还有树突和神经末梢，以及一部分有髓和无髓神经纤维。脊髓全长41～45厘米，上端与颅内的延髓相连，下端呈圆锥形随个体发育而有所不同，成人终于第一腰椎下缘或第二腰椎上部，初生儿则平第三腰椎。所以临床上做腰椎穿刺或腰椎麻醉时，多在第3～4或第4～5腰椎之间进行，因为在此处穿刺不会损伤脊髓。

脊神经是脊髓两旁分出的许多成对的神经，在脊柱上对称分布，分别通向全身的皮肤、肌肉和内脏器官，并支配它们的兴奋、抑制等活动功能，也是许多简单反射活动的低级中枢。脊神经有31对，其中颈神经8对，分别通向五官、颈、肩、肘、手、脑神经、心、肺、血管等；胸神经12对，分别通向心、肝、脾、肺、肾和消化系统、泌尿系统；腰神经5对，与膀胱、大肠、小肠和神经系统相联系；5对骶神经和1对尾神经则控制着人体的排泄系统。

说脊髓与脊神经是脊柱的"控制器"，是因为它们与全身各处相连，算是中枢神经的核心也不为过，具有传导功能和完成反射活动的神经组织。学过简单人体学或懂点医学的朋友都知道，人体的神经系统包括中枢神经系统和周围神经系统，它们直接或间接调节控制身体各个器官、系统的功能，就像人体的指挥官，通过兴奋和抑制的办法，控制着人体的一举一动。

当然，中枢神经系统和周围神经系统所控制的范围也不同。脊髓和大脑属于中枢神经系统，是人体神经系统的主体，它接收全身各处的传入信息，整合加工后成为协调的运动穿出，或者储存在中枢神经系统内，成为学习、记忆的神经基础。脑神经和脊神经则属于周围神经系统，它们可以将外围感受器和中枢神经系统连起来。

由此可见，遍布人体各个角落的脊神经控制着人体对外界刺激的神经反应。当外部的信息通过脊髓这条联络线传达到脑部时，脑部就会给脊髓下达命令，然后通过脊神经迅速传递到身体的神经末梢，人体的各个部分就会立刻对外界刺激采取适当的反应。而一旦出现损伤则是比较严重且不容忽视的损伤，比如脊柱外伤时，常合并脊髓损伤。严重的脊髓损伤可引起下肢瘫痪、大小便失禁等。

肌肉与韧带，脊柱离不开的强力"助手"

人体就好比一套精密的仪器，有起主导作用的颈椎骨，辅助主导作用的椎间盘和脊髓，那么也有其他强有力的"助手"，比如位于脊柱两侧的肌肉和韧带。如果说脊柱是人体的顶梁柱或支架，那么肌肉和韧带就是这个支架的稳定装置。有了支架和稳定装置，人体才会、才能做出各种动作。

我们前面讲了，椎间盘是脊柱的减震器，可以有效地缓冲脊柱所遭受的外界压力，但在脊柱负荷的过程中，还必须依靠其周围的肌肉和韧带进行协调配合。更形象一些来说，我们把人体比作一个稻草人，脊柱是稻草人的主体，脊柱两侧的肌肉和韧带就像捆住稻草人的绳索。如果缺少这些绳索，稻草人会摇摆不定，甚至倒下、折断，起不到威慑鸟雀的作用。

具体来说，肌肉和韧带对脊柱的贡献主要表现在以下方面。

1. 辅助椎间盘等组织稳定脊柱

肌肉是有力量的，能通过后天的训练来适应脊柱关节不同的运动负荷和状态。而韧带则是保证各个椎体稳定的主要结构，它就像一块胶布，牢牢地粘在椎体之间，减轻椎间盘的负担，对整个脊柱起到更加稳定的作用。因此，肌肉和韧带能辅助椎间盘等组织稳定脊柱，让整个脊柱变得更加稳定，减少损伤。

2. 调节脊柱平衡功能

在脊柱及其两侧分布着无数条脊神经，当这些神经感受器官在觉察到脊柱要出现失稳的意外情况时，就会马上报告给大脑，然后大脑命令脊柱两侧的大小肌肉、韧带等通过张力变化来保持脊柱的平衡。

3. 协调脊柱的灵活小运动

扭头、弯腰、拉伸等小动作需要脊柱和椎间盘的运动，同时也需要肌肉和韧带的协助。它们共同保护着脊柱和椎间盘进行运动。一旦脊柱出了毛病，它附近的肌肉和韧带也会变得"不听话"，想做一些相关的动作就会变得很困难。比如颈椎凸起或落枕错位，我们就很难自如地转头、扭头了。所以，要想更好地保证脊柱的健康，平时注重锻炼肌肉和韧带是非常重要的。相较于无法锻炼到的我们看不到的椎间盘、脊髓等人体组织，把能锻炼到的肌肉和韧带这些强有力的"助手"锻炼好了，就能给脊柱健康加一道保险。

脊柱健康从娃娃抓起，只因"顶梁柱"作用巨大

脊柱是人体的中轴，支撑整个人体的重量。中轴出现问题，人体就会失重，无法正常站立或坐直。不仅如此，脊柱还负责头颈部和腰部的前屈、后仰、侧屈、旋转等运动和具有造血功能。既然脊柱这么重要，那么它的健康应该如何去呵护呢？自然是从娃娃抓起，从小就养成良好的姿势和习惯。

自然分娩是人类天然的分娩方式，但近年来由于各种原因，剖宫产的概率逐年攀高，新生儿在出生时脊柱没有经过一定的挤压、挣扎等历练，就等于出生时脊柱没有接受任何锻炼，如果家长后期还不注意呵护，有可能会给"顶梁柱"埋下隐患。

新生儿的脊柱是直的，伴随着抬头动作的出现，新生儿在出生 3 个月左右出现颈部脊柱前凸的第一个弯曲。然后宝宝开始练习坐、爬行、站立、走路之后，脊柱的后 3 个完美弧度也会逐渐出现。准确地来说，新生儿在 3 个月左右抬头，出现颈部前凸；6 个月后能坐，出现胸椎后凸；1 岁左右开始行走，出现腰椎前凸。这样的脊柱自然弯曲，至 6 ~ 7 岁才为韧带所固定。之后尽量保持正确的姿势，便能最大限度地保护脊柱健康。

在脊柱正常发育的过程中，家长一定要树立"呵护脊柱健康从娃娃抓起"的观念，这样才能保证宝宝脊柱的正常发育。具体来说，家长可以通过以下方法来锻炼孩子的"顶梁柱"。

1. 倒立抖几下

在宝宝出生 2 ~ 3 个月的时候，家长可以用双手抓紧宝宝的双脚脚踝，让他倒立地轻微抖几下，这对分娩所造成的脊柱损伤是一种修复，同时能放松各个椎骨的骨粘连，有利于帮助孩子长高、长壮。不过需要注意的是，抖动要轻微，时间要短。

2. 帮助宝宝保持正确的睡姿

婴儿期如果妈妈习惯躺着喂奶或抱着喂奶，那么喂奶完毕，要让宝宝平

躺。因为侧躺或抱睡，宝宝的头部会本能地侧向妈妈的乳房，长期下去不仅会导致宝宝的头部睡偏，颈椎也会睡弯曲。

3. 尽量让宝宝学会爬行

尽量让宝宝学会爬行，爬行时孩子会抬头向前看，这样有利于颈部形成正常的生理弯曲，肚子悬空也让腰椎弯曲开始形成。

4. 帮助孩子学会正确的坐姿

幼儿园、小学阶段，如果孩子的坐姿不正确，极易导致近视、驼背、含胸等。而脊柱疾病的治疗难度很大，一旦过了成长发育期，很难矫正，所以在孩子身体发育阶段一定要帮助孩子养成良好的坐姿。对于学生来说，良好的坐姿有三要素：头要正、身要直、脚要平。阅读、写字时眼睛与书面、字面保持 33 ~ 35 厘米。除此之外，站姿、走姿、运动姿势等同样重要，家长也要帮孩子养成正确的姿势。

5. 青少年时期要格外注意

造成脊柱受损最主要的元凶是青少年时期不良的生活习惯和姿势。因为青少年时期是学习的关键期，是渴望、接受一切新知识和新事物的好奇期，也是身体发育的关键时期。这段时期的青少年，要么埋头学习，要么躺着看书，要么弓背弯腰的玩电脑游戏或低头沉迷于手机。这些不良的姿势和习惯都很容易使脊柱长时间处于扭曲位或其他异常位，从而导致颈椎、腰椎等不正常弯曲、受损等，造成后期脊柱病最大的隐患。所以青少年时期有意识地保持正确的姿势，每个课间都起来活动一下，坚持正确的运动等，都有利于保持脊柱健康。

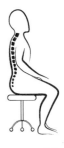

第二章
细节里有伤害，但也有养护脊柱的好方法

20世纪世界著名建筑师密斯·凡·德罗曾经说过："魔鬼藏在细节里。"其实，很多疾病也藏在细节里，或者说日常生活中我们不注意的一些小细节是引发我们生病的重要原因，对于脊柱来说也是如此。本章盘点伤害脊柱的细节，帮助大家从更易于操作的细节出发，更好地养护脊柱健康。

5 大原因伤脊柱，养护脊柱先防护

社会的变革总会带来一些阵痛，比如现代生活的便利就对脊柱产生了很大压力，脊柱问题已经成为当下重要的健康问题之一。有数据显示，全世界脊柱有问题的人已达 9 亿人，而且脊柱疾病正在逐渐增多并趋向年轻化，即脊柱疾病的患者开始以青少年和中青年为主要对象。为什么呢？因为日常生活中的一些举动很容易会伤害到我们的脊柱。

◎原因一：突受外力的急性损伤

人体的脊柱外被肌肉和皮肤所保护，内有韧带、肌筋膜等连接，椎体间富有很好的弹性和韧性，具有强大的抗压能力，可以承受 900 千克的压力而毫发无伤。但这些力量必须缓和地从正面压下，如果脊柱突然遭遇外力压迫，诸如运动损伤、事故伤害等，就很容易突破脊柱的承受极限，造成关节囊、关节软骨、肌腱、韧带、骨骼肌的撕裂伤、断裂伤、较为严重的椎间盘突出或破裂。这种急性损伤以腰椎最为常见，即腰扭伤。急性腰扭伤一定要诊治及时，以免转成慢性损伤。具体腰扭伤或腰部其他病变的内容，本书的第五章会详细介绍。

◎原因二："积劳成疾"的慢性损伤

在日常活动中，我们一般都像一个大虾米一样处于坐的姿势，而且时间非常长。此时，我们的颈、背、腰都处于一种非生理性体位。尤其是颈部和腰部，这种长年累月的反复弯曲会让脊柱负重过大，长期超负荷工作，很容易"积劳成疾"，造成颈椎、腰椎及背部的软组织积累性损伤。如果是椎管狭窄、椎体失稳、椎间盘病变造成的脊髓受压或神经通道狭窄导致的病痛，需要行骨科手术、微创治疗；如果是腱鞘、韧带等软组织损伤可以考虑到骨科、疼痛科就诊；如果是椎管外软组织慢性损伤应选择疼痛康复科、理疗科。除此之外，传统方法如推拿、按摩、小针刀等，对于"积劳成疾"的慢性损伤均有一定的作用。

◎原因三：寒凉侵袭

腰部藏着我们的肾脏和生殖器官，特别怕冷。但不少爱美的女性为了展示自己的马甲线、人鱼线，大冬天也习惯穿低腰裤，露出小蛮腰。为了抵御寒气，人体腰背部的肌肉就会痉挛，小血管收缩，使得腰部血液循环减少。这种由腰部软组织受寒凉后肌筋膜挛聚造成的气血瘀阻，会影响腰椎间盘的营养供给，椎间盘内压力增大，造成腰椎受损，进而影响脊柱健康。

◎原因四：震动造成的脊柱被反复拉伸

相对于久坐族，其实开车族更考验腰椎的承受力。为了让人坐在车里有如履平地的平稳感，汽车设计者对汽车进行了高科技的减震设置，甚至将行车中座椅的震动和腰骶部的固有频率设置在同一低频范围，所以我们开车时容易与汽车共振，感觉不到汽车产生多大的颠簸感。但是，我们的脊柱却在共振中被不断压缩、拉伸，同时脊柱周围的组织肌肉也跟着疲劳颠簸，影响椎间盘的新陈代谢速度，加速椎体，尤其是腰椎的退化、畸形。

◎原因五：免疫系统疾病

由免疫系统功能异常导致的疼痛，如由强直性脊柱炎、类风湿导致的关节周围的软组织损害性疼痛，晨起疼痛明显。这种病看似是骨科病影响到脊柱的健康，其实是患者本身的免疫系统出现了问题，需治疗原发病，才能改善脊柱的健康情况。

2 大不良习惯，想养脊柱就要跟它们说再见

日常生活中，我们常常听到有人抱怨自己浑身酸痛，当听得多了，我们就会发现，说这些话的人往往有以下特点：

工作时一坐就是一天，而且天天反复如此；吃饭速度很快，吃完饭不经休息就投入工作或学习；休息时不是躺在床上看电视，就是坐在沙发上低头玩手机；平时喜欢跷着二郎腿；坐车的时候喜欢低着头打盹……

以上这些特点，是不是特别熟悉？没错，它们不仅仅常出现在身边的人身上，甚至就常常出现在我们自己身上。绝大多数人都知道这样的习惯不好，但是却经常忽略，认为一次两次没有关系，然后就这样一次两次下去，直到自己的身体出现问题，不得不去医院进行治疗，花钱又受罪。其实，浑身酸痛已经是脊柱在向我们发出信号了——我累了，再不处理就要"罢工"了！那么，日常生活中有哪些不良习惯会让我们的脊柱出问题呢？

◎趴着睡觉，躺着看书，伤脊柱的姿势可不仅仅只有这两个

久坐不动、跷二郎腿、站姿歪斜、趴着睡觉、床上看书、弯腰不当、坐车打盹、躺着看电视、蜷缩着睡觉等等，都是伤害脊柱的常见姿势。它们容易让脊柱积累劳损、变形，久而久之就会出现脊柱变形、肌肉劳损、身体酸痛等各种问题。其实这些姿势不健康我们都知道，只是因为正确的姿势不一定舒服，所以我们的身体才会自动选择舒适的姿势来工作、休息。不过习惯成自然，正确的姿势明确掌握，坚持1周以上，并继续保持一段时间，也能变得轻松自在。而且，姿势正确不仅能帮助自己养护脊柱，还能改善形体，让自己变得形象好、气质佳，所以快点学起来吧。

严格来说，与脊柱相关的睡觉、起床、工作和学习、坐着休息、站起来和站立、走路、开车、洗漱、弯腰搬重物等各有各自的正确姿势。

1. 睡觉姿势

正确的睡觉姿势应该是向右侧卧，微曲双腿。这样，心脏处于高位，不受压迫；肝脏处于低位，供血较好，有利新陈代谢；胃内食物借重力作用，朝十二指肠推进，可促进消化吸收。同时，全身处于放松状态，呼吸均匀，心跳减慢，大脑、心、肺、胃肠、肌肉、骨骼得到充分的休息和氧气供给。当然，对于一个健康人来说，大可不必过分拘泥自己的睡眠姿势，因为一夜之间，人往往不能保持一个固定的姿势睡到天亮，绝大多数的人是在不断变换着睡觉的姿势，这样更有利于解除疲劳。不过，在有意识的情况下，不要趴着睡，容易引起呼吸不畅、影响大脑代谢等，其中"桌趴族"尤其要注意。如果躺在床上的时候只有趴着才能睡着，那么别枕枕头，因为枕枕头不利于呼吸，也容易造成颈部的扭转、损伤。最好将枕头放在小腿与踝关节处，使小腿略抬高，这样能让背部更加放松。

2. 起床姿势

起床时先翻身，采取右或左侧躺，然后用手部的力量将上半身撑起来，再把脚移到床外，放在地板上，慢慢起身。忌快速、突然起床，容易闪到腰、损伤肌肉。

3. 工作和学习姿势

选择高度、后背角度可调节的座椅；坐时保证膝盖、大腿和后背、臀部呈 90°；下巴向内收，胸腔、肩膀挺直、打开，不仅有助于呼吸顺畅，还有助于颈椎的养护。

4. 坐立姿势

坐立时双脚于地面上分开一定宽度以获得更好的支撑效果。如果坐的椅子较高，就更加有利于大腿和背部形成较大的角度。角度至少要达到 45°。背部必须挺直，保持站立时的曲线，尽量不用椅子靠背。使用靠背会无法避免地破坏背部的正常曲度，从而进一步增加椎间盘的压力。更糟糕的是，你不再是利用肌肉保持身体竖直，而是被动地依赖韧带和关节囊这样的固定结构来保持直立。需要注意的是，久坐不动不利于健康，最好每隔 40 分钟就要起来活动一下。

5. 站立姿势

人在自然站立时，脊柱承载 100% 的压力。当驼背站或弯腰站时，脊柱承受的压力更大，所以在诸多站姿中，这两种站法最伤脊柱。在没有负担的情况下，对脊柱最好的站姿，是从正面看从头部到胸再到膝盖是一条直线，而侧面看同样是一条垂直线，即肩部、臀部与脚踝关节几乎是一条垂直线，这是最理想的下肢体态。如需长时间站立工作，一只脚最好踏在 10～15 厘米高的踏板上，每隔一会儿双脚交替，以减少腰椎的负荷。

6. 走路姿势

正确的走姿应当身体直立、收腹直腰、两眼平视前方，双臂放松在身体两侧自然摆动，脚尖微向外或向正前方伸出，跨步均匀，两脚之间相距约一只脚到一只半脚，步伐稳健，步履自然，要有节奏感。起步时，身体微向倾，身体重心落于前脚掌，行走中身体的重心要随着移动的脚步不断向前过渡，而不要让重心停留在后脚，并注意在前脚着地和后脚离地时伸直膝部。而且步幅的大小应根据身高、着装与场合的不同而有所调整。

7. 开车姿势

驾驶时，身体应对正方向盘坐稳，两手分别握在方向盘盘缘左、右两侧。头正肩平，两眼向前平视，看远顾近，注意两边，观察上下。上身轻靠后背垫，胸部略挺，略收小腹，两膝自然分开，左脚放在离合器踏板左下方（或下方），右脚放在油门踏板上，始终保持精力充沛，思想集中的良好状态。座椅的位置因人而异。调整手应达到左手握在方向盘时钟的 9～10 点之间，右手放在 3～4 点之间，但左手必须高于右手。上臂与前臂之间的夹角为 $100°～110°$ 即可。大腿与方向盘下缘应保持有 10 厘米左右的空间距离。两膝自然分开，大腿与小腿之间的夹角保持在 $90°～110°$。同时，还要佩戴安全带、调整后视镜等，以此帮助自己开车时保持更轻松的状态。

8. 洗漱姿势

经过一夜休息或一天工作之后，身体的肌肉、韧带、关节囊都处于不太灵活的状态，此时如果洗漱姿势不正确，容易导致脊柱不适或疼痛。所以洗漱时要先伸伸懒腰或活动活动腰部，做好准备动作。洗脸、刷牙时膝部微曲下蹲，再向前弯腰，以减轻压力。

9. 弯腰搬重物的姿势

尽量不弯腰，而是蹲下拿起重物后再起身，特别注意不要将重物抬高至腰椎水平以上，否则会给腰椎造成较大负担。

◎ 睡觉认床、认枕头，这个习惯好与不好得看认的是什么床、什么枕

人生约有 1/3 的时间是在床上度过，所以床与枕头的合适度，与身体健康，尤其是与脊柱健康息息相关。床太软，容易引起脊柱生理曲度向下凹陷或两侧受力不平衡，诱发脊柱生理曲度变形或脊柱关节紊乱；床太硬，会使腰臀部软组织处于紧张状态，血液循环减慢，关节压力增大，反而起不到休息放松的作用。枕头太低或者不用枕头，容易在寰、枢椎处形成夹角，影响椎动脉供血，造成脑供血不足，进一步导致精神不振或失眠；枕头太高会造成颈椎前倾，颈椎部分受压过大，容易破坏颈椎正常的生理前曲角度，压迫颈神经和椎动脉，引起颈部酸痛、头部缺氧、神经衰弱、骨质增生等问题。因此，睡觉时床与枕头的合适度对颈椎健康至关重要。

有的人睡觉习惯性认床、认枕头，如果床跟枕头不是自己喜欢的感觉就会失眠。这个习惯的好与坏，与你认的床、认的枕头的合适与否息息相关。如果你认的床与枕头刚好不硬不软、不高不低，符合下列规则，那么恭喜你，可以继续认下去。

1. 床

人的脊柱呈 S 形，床太硬就不能维持脊柱的正常曲线，腰部得不到支撑，起床后会腰酸背痛。医生说要睡硬板床，患者就理解为直接睡在硬板上，其实是不对的。医学上讲的"硬板床"，是指在硬板床上还要铺一层垫褥。铺设的垫褥也有要求，太薄也不行，要保证褥子压下去以后，身体和床板还有

5 厘米的厚度，所以垫褥的厚度大约为 10 厘米。对于腰椎间盘突出患者和正在发育的孩子来说，睡铺褥子的硬板床和比较硬的席梦思床都是可以的。另外，也不是所有人都能睡硬板床。比如，驼背的患者就需要睡软一点的床。因为驼背患者的背部有一个大包，V 型的身体就像一个锅，如果睡过于硬的床，身体会非常难受。因此不用一味地追求床垫过软或过硬，还是要根据自身条件来选择。

2. 枕头

依据国家标准 GB10000—88《中国成年人人体尺寸》的数据，推导出了我国成年人合适的侧卧枕高和仰卧枕高数据表。不过此数据表中的仰卧枕高是按颈曲处对应的高度，若按后脑勺，则要低约 3 厘米。

我国成年人合理合适的侧卧枕高和仰卧枕高

性别	身高（个头）／厘米	侧卧枕高／厘米	仰卧枕高／厘米
男	158（矮个）	12.5	4
	168（中等个）	14	6
	178（高个）	15.5	8
女	148（矮个）	11	4
	157（中等个）	12.5	6
	166（高个）	14	8

由于睡眠姿势不固定，所以枕头的高度维持在一拳半的高度即可。如果有特殊要求，再按照上表进行选购即可。

其实，只要床不软不硬，枕头不高不低，就能缓解肌肉紧张、改善供血情况，做到真正的放松和休息，并为养护脊柱打基础。

6 类人群，多多注意脊柱病的高发"地带"

如果说不良习惯是导致颈椎病、腰椎病出现的主要原因，那么有些人群的工作或生活性质就决定了他属于脊柱病的高危人群。如果你是下列人群之一，请一定注意要格外精心养护脊柱，以免出现问题，再花费更多的时间、力气、金钱去调理身体。

◎人群一：电脑一族

随着电脑的普及，电脑一族迅速崛起并壮大。很多人的工作离不开电脑，生活娱乐也离不开电脑，于是就有很多人一天至少有 10 个小时在跟电脑打交道。使用电脑时，长时间的前倾姿势加上缺乏活动，容易导致电脑一族出现腰椎增生，并使后纵韧带紧张，失去弹性，引起腰椎间盘突出，进而压迫神经根，导致腰痛、下肢疼痛、坐骨神经痛、活动障碍等不适症状相继出现。

颈椎病是电脑一族需要面对的又一脊柱疾病。仔细回想一下，当我们拿起鼠标时，是不是下意识地驼着背，哈着腰，让上半身长时间处于前屈的疲劳状态。这个姿势久了，头颈部就会缺乏运动，颈椎长时间受压迫，就会脖子僵硬，肩膀酸痛，患上颈椎病。颈椎增生会压迫神经根、引起脑供血不足，引发头晕、头痛、记忆力下降、肩周炎、上肢活动受限、肩痛、手指麻木等不适症状，严重时甚至会造成生活不能自理。

对于长期坐在电脑前缺乏锻炼的女性来讲，还容易出现重力性脂肪组织分布异常，脂肪会重点堆积在下腹部和腰背部，这不仅仅对腰椎和胸椎是极大的考验，也是腰部、腹部、臀部，乃至背部过度肥胖的重要诱因。所以，女性朋友尤其要注意，无论是学习、工作，还是娱乐，每隔一两个小时都要离开电脑几分钟，活动活动自己的身体。

◎人群二：白领一族

　　随着城镇化的不断发展，白领一族的数量也突飞猛进，白领几乎囊括了大多数行业。公务员、编辑、IT 工程师、教师、会计、科研人员等，都是白领。白领一族的工作量有大有小，但无一例外就是需长期保持脊柱固定的姿势来工作，很多人一坐就是一上午甚至一整天，只有上厕所才稍微活动下。这样长期伏案工作，致使颈部伸颈肌一直处于紧张状态，颈屈伸肌平衡失调，使第 1 颈椎（寰椎）出现异常，压迫神经，导致脊柱失衡，最终引发颈椎病。同样道理，长时间坐在一个位置，腰椎也会不堪重负，容易诱发腰椎病。因此，不要以为只有随着年龄的增长才会出现脊柱疾病，以为年轻身体好就能对颈椎病、腰椎病免疫，如果不注意养护脊柱，颈椎病、腰椎病离白领一族只有一步之遥。

◎人群三：重体力劳动者

　　脊柱病并不单单青睐脑力劳动者，重体力劳动者也逃避不了脊柱病的"魔爪"。当人体进行重体力劳动时，必须依靠身体最强壮的脊柱活动和用力，才能顺利完成任务。脊柱的力量虽然强大，但仍然需要缓慢地进行，稍不注意就会损伤脊柱，尤其是长期固定姿势的体力劳动，更容易导致脊柱变形或损伤。

　　高楼大厦组成城市的主架构，而在搭建它们的时候，需要很多人从事搬运等重体力劳动的工作，这就需要劳动者经常弯腰来提取重物，这时腰椎处于高位，而肌肉被牵拉受力向地面下沉，稍微用力不当，很容易导致腰部肌肉损伤。所以，长期从事弯腰动作的人，常会感觉腰酸背痛，很多人认为缓一缓就好了，殊不知这时腰椎已经发生了损伤。

　　那么，长期从事重体力劳动的人，如何保护腰椎呢？正确的做法是，搬重物时，将习惯性的弯腰动作变为"蹲马步"，可以将身体的重力转移到双脚上，从而能避免损伤腰椎。此外，还有一些人经常在阴冷的环境中工作，这对脊柱的损害也非常大，因为脊柱畏寒，受凉后会引起肌肉痉挛、血管收缩，容易诱发椎间盘突出。因此，经常处于阴冷环境中的人，如夜班工作者、仓库工作者以及常吹空调的人，一定要注意脊柱的保暖。

◎人群四：驾车一族

无论是自己开车的有车人士，还是以方向盘为生的司机师傅，长时间保持一个姿势，颈肩肌肉都会出现劳损，导致颈椎疲劳，腰酸背痛。所以颈椎、腰椎不适几乎是每个驾车族都会遇到的问题，那么，为什么脊柱病会盯上驾车一族呢？

首先，汽车固定的狭小空间，并不适合每个人的身体结构，会给颈椎和腰椎带来较大的压力。其次，驾驶汽车时需要集中注意力，驾车族大部分时间都需要向前看，这种姿势使颈椎处于一个异常位置，容易引起颈部肌肉酸痛，长期驾车还容易发生颈椎错位，进而压迫或刺激神经。此外，长时间驾驶汽车，人的活动受限，腰椎承受了身体大部分的压力，容易引起腰酸背痛。而且，在加速或刹车的过程中，脊柱也会跟着前后晃动，容易损伤脊柱韧带。

◎人群五：怀孕的准妈妈

女性怀孕后，总容易感到腰酸背痛。这是因为怀孕对脊柱来说也是一大考验。随着胎儿的体重越来越重，准妈妈的肚子也越来越向前凸起，体重不断增加，胸椎、腰椎受到的压力就会越来越大，容易诱发脊柱侧弯。

到了孕晚期，准妈妈的身体还会分泌出孕酮和松弛肽这两种激素，它们的作用是使骨盆韧带松弛，以便宝宝顺利分娩。与此同时，脊柱韧带也会随着激素水平的增加而处于松弛状态，导致关节稳定性减弱，如果准妈妈出现轻微扭伤或姿势不良，就很容易发生脊柱错位。

怀孕对脊柱的影响远远还没有结束。准妈妈最后的分娩过程对脊柱来说也是一场极大的考验。顺产时需要消耗大量体力，剖腹产则需要接受麻醉，都会对脊柱的稳定性造成影响，容易诱发关节错位。顺利生产后，新妈妈的脊柱也面临着很多危险，如喂奶、抱宝宝的姿势不正确等都会引起颈椎病、腰椎病。

◎人群六：脊柱受过伤的人

脊柱受伤也是诱发脊柱病的重要原因，尤其是因车祸导致的脊柱受伤，来自外力的冲击会导致脊柱关节错位、生理弯曲度改变、椎间盘突出，使得伤者出现颈痛、肩痛、背痛、腰痛、关节痛、腿痛、头晕、头疼、记忆力下降等不适症状。

如果不幸发生车祸，那么脊柱受伤的概率则更大，这是因为车祸发生时的碰撞很容易使头部出现前后的挥鞭运动，造成颈椎的挥鞭伤，也许当时没有大碍，休息几天就好了，但颈椎的伤痛会伴随伤者一生，影响生活质量。严重的车祸还可能造成脊柱骨折，此时如果搬运伤者的方法不正确，很可能导致伤者脊髓受损，给伤者留下一辈子的伤痛。

此外，还要特别注意防止发生"挥鞭样损伤"甩动，人在放松的状态下，如果颈椎突然被像马鞭一样甩动，伤害是最大的。这样的损伤很容易出现在坐车时低着头睡觉的人身上。

以上六种人群患脊柱病的概率很大，但并不是说其他人就不会患脊柱病。随着年龄增长，人体器官都会逐渐老化，最明显的就是骨骼，因此中老年人容易出现骨骼退行性病变，引起脊柱病。

12 个信号，脊柱求救时千万别忽视

一个人无论怎么强调自己饮食有节，生活规律，非常健康，但其实最能说明问题的还是身体本身，因为身体从来不说谎，总会及时发出相应的信号。以下这 12 个信号，就是脊柱在向你求救，大家千万不可忽视。

◎信号一：颈肩部疼痛不适

脖子和肩膀经常会僵硬、疼痛不舒服，颈部肌肉紧张，常常容易落枕，这怀疑是得了颈椎病。

◎信号二：上肢及手部疼痛、麻木

上肢及手部出现莫名的疼痛或麻木，有时是像放电一样的刺痛，夜里更严重。此时，如果手向上举一会儿可能会得到缓解，这些是神经根型颈椎病的表现。

◎信号三：头晕、头痛、颈项部疼痛

头痛、头晕和颈部疼痛的同时，往往还伴有视物模糊，有时转动头部时会加重，甚至猝倒，这怀疑是得了椎动脉型颈椎病。

◎信号四：下肢不稳，双手无力

有些中老年人走路不稳，尤其是上下楼梯时要扶住扶手。但去医院检查，腿部并没有明显病变表现。如果这种情况同时伴有双手麻木无力，不能做精细动作，则怀疑是得了脊髓型颈椎病。

◎信号五：双肩高低不平

这种症状多出现在正在生长发育期的初中生们，尤其是女孩。当发现双肩有高低，弓背时两侧肩胛骨不对称时，可能是特发性脊柱侧弯畸形。

◎信号六：儿童咽部常有炎症

如果儿童咽喉动不动就发炎，或者轻度外伤之后脖子歪向一侧，不能灵活转动，要怀疑颈椎1、2节半脱位，应及时送医进行检查。

◎信号七：绝经后女性的某些特征

女性绝经后可能会出现一些不适，但脊柱问题最应该引起重视，因为脊柱是我们健康身体的顶梁柱。如果女性轻度跌伤或弯腰负重后，胸腰部出现疼痛症状，起床或翻身困难，不能久坐、久站，便要考虑老年性骨质疏松症，发病部位一般由脊柱影响至四肢，甚至导致脊柱压缩性骨折。

◎信号八：整体脊柱有僵硬感

如果颈部、胸背部及腰部广泛疼痛、不舒服，伴有整条脊柱的僵硬感，则要去正规医院检查，排除强直性脊柱炎的可能。

◎信号九：下腰疼痛

刷牙、洗脸或做其他轻微活动时，突发下腰部剧痛，不能转动，不能直立行走，则要考虑急性腰扭伤或腰椎后关节紊乱的可能。

◎信号十：腰腿疼痛

腰部疼痛伴有一侧下肢放射样疼痛及麻木，有时直不起腰来，症状时重时轻，是腰椎间盘突出症的主要表现。

◎信号十一：腰部下坠疼

腰部疼痛伴有下坠感，多伴有下肢放射痛及麻木，劳累后症状加重，下腰部有凹陷感，要考虑腰椎滑脱症的可能。

◎信号十二：腿疼，行走不便

下肢行走不便，走一段距离会感觉疼痛、麻木加重，需要休息几分钟才能再次行走，而且病情逐渐严重，则要考虑腰椎椎管狭窄症的可能。

此外，还有一些不明显的信号，也是脊柱在呼救。比如在做伸展运动时，颈部、背部发出哗哗声，说明脊柱肌肉非常疲劳，需要经常活动活动；进行深呼吸时感到不舒适，可能胸椎出现了问题；鞋后跟常被磨得高低不平，可能出现脊柱侧弯；常闪腰、岔气，警惕腰椎出现了问题。

如果身体出现以上信号，最好尽快安排时间去医院进行相关检查和确诊。要知道，任何疾病，早发现、早治疗永远是最正确的选择。

2 项常规检查，轻松判断与脊柱相关的酸痛

颈椎疼、腰痛、肩膀酸胀、下肢疼痛、坐骨神经痛等很多酸痛，都与脊柱有关，但也有很多只是肌肉紧张所致。这就要求我们学会初步判断，了解哪些酸痛是脊柱引起的。我们通常以视、触、叩诊相互结合的方法来检查脊柱是否存在弯曲畸形，有无压痛、叩击痛。

◎常规检查一：脊柱压痛检查法

被检查者取坐位，躯体略向前倾，检查者用右手拇指自上而下逐个按压被检查者的脊柱棘突和椎旁肌肉。

正常情况下，每个棘突及椎旁肌肉均无压痛。发现压痛点，常需要反复3次加以确认，并根据解剖标志确认压痛点位置。棘突压痛可见于脊柱结核、椎间盘突出、脊柱外伤或骨折，椎旁肌肉压痛常见腰背肌纤维炎或劳损。

◎常规检查二：叩击法

1.直接叩击法

被检查者取坐位或俯卧位，检查者用手指尖或叩诊锤直接叩击各个脊柱棘突，这个方法常用于胸椎、腰椎病变的检查。

2.间接叩击法

被检查者取坐位，检查者将左手掌面置于被检查者头顶部，右手半握拳用小鱼际肌部位叩击左手背，观察被检查者有无痛感。

正常人脊柱无叩击痛。叩击痛见于脊柱结核、脊柱骨折及椎间盘突出等。叩击痛的部位便多是病变所在。

通过以上两个方法，可以自己简单判断一下，如果符合，可以去医院进行更加正规的检查，帮助自己判断病情，做到早发现，早治疗。

18 个误区，养护脊柱先"排雷"

现代社会，无论男女老少，多多少少都会有脊柱病的相关症状，而且患病人数越来越多，所以养护脊柱成为保持身体健康的关键点之一。但是，大家对于脊柱疾病大都只知其然而不知其所以然，在认识上存在很多误区，因此今天就给大家"排排雷"，帮助大家远离这些误区。

◎误区一：转头时听到脖子"咔咔"发响，就认为得了颈椎病

转头时脖子之所以会发出"咔咔"的响声，主要是因为颈部的韧带和骨骼发生摩擦，这只能说明颈部肌肉组织稍显僵直，并非是真正意义上的颈椎病。如果要判定自己是否患了颈椎病，需要去医院进行更加详细的检查。

◎误区二：脖子和肩部感到酸痛，就认为得了颈椎病

大部分脖子和肩部的酸痛还是因为肌肉疲劳所致，真正的颈椎病大多带有上肢放射性疼痛或麻木、双脚有踩棉感等症状，因此不要把脖子和肩膀的酸痛等同于颈椎病。

◎误区三：脖子不酸不疼，就不会得颈椎病

脖子痛是颈椎病的典型症状，但颈椎病却不一定表现为脖子痛，还有其他方面的症状，例如眼睛疼痛发胀，眼科检查却没什么问题，就应该去骨科或康复理疗科看看，是不是颈椎错位压迫了视觉神经。此外，有的人经常头晕头痛、心慌胸闷，如果吃了治疗药物也无法得到缓解，就应该去检查一下是不是颈椎出了问题。

◎误区四：拍片显示颈椎骨质增生，就认为得了颈椎病

有些人平时并无明显的颈椎病症状，但在某次体检的片子上发现颈椎骨质增生，就开始回想自己之前为数不多的颈肩痛、头晕等表现，想当然地向颈椎病靠拢，认为自己得了颈椎病。但是否患有颈椎病需要临床表现和影像学表现两者同时符合方可确诊，仅有影像学表现而无临床表现，一般不能轻易判断自己得了颈椎病。

◎误区五：轻视颈椎或腰椎病引起的颈部酸痛、腰腿痛，无为而治

有些人经常脖子痛、腰腿疼，但认为这不是疾病，只是一些老毛病；还有些人知道自己应该得了颈椎病或腰椎病，但认为现代人谁还不得点脊柱病，于是因为工作、学习忙碌咬咬牙就挺过去了，或者太难受就选择稍作休息。殊不知，千里之堤溃于蚁穴。腰椎间盘突出症患者，最开始仅仅是感到轻微的腰腿痛，但持续的站立、弯腰提重物等活动会使病情越来越严重，如果任由病情发展，最后很可能会引起下肢麻木、无力，甚至瘫痪，将严重影响生活质量。颈椎病也是如此，会从颈部疼蔓延至肩部、背部、手臂等整个上半身。因此，不要轻视腰腿痛、颈部酸痛，即使单单凭借这些症状并不能认为自己患了脊柱病，也应在有了症状时尽快去医院检查，这样如果确诊也能保证及时采取恰当的治疗，避免疾病恶化带来的严重后果。

◎误区六：盲目锻炼

都知道体育锻炼是健康的第一法宝，对于脊柱病来说同样如此。适度、适当的锻炼可以增强心肺功能，改善腹肌和背肌，增加骨量，在一定程度上防治脊柱病。但是要知道，并不是所有的脊柱病患者都适合通过运动来改变脊柱的。如果锻炼得不合适，还会对病情产生反效果。所以锻炼之前一定要先咨询专业医师，确定自己的脊柱病类型是否适合锻炼，采用何种方式锻炼

有利于病情的恢复再进行。

◎误区七：不恰当地反复牵引

颈部牵引是颈椎病治疗的常用方法之一，但是不恰当地反复牵引会导致颈部韧带、肌肉松弛，加快退行性变，降低颈部的稳定性。所以牵引时要注意颈椎生理弯曲的恢复和保持。

◎误区八：盲目按摩、复位

按摩对颈椎病、腰椎病引起的疼痛，能起到立竿见影的效果，有些脊柱错位通过复位也是很好的治疗方式。但是，按摩复位前必须要排除椎管狭窄、严重的椎间盘突出、颈椎不稳定等因素，尤其是脊髓型颈椎病患者，绝对禁止对其重力按摩和复位，否则极易加重症状，甚至可能导致截瘫。即便需要按摩、复位治疗，也最好由经过正规训练的专业人员操作，以免产生副作用或是加重病情。

◎误区九：治疗颈椎病用保健枕

很多商家都会在广告中添加夸大功能的用词，但保健枕功效再强大，也只是有助于保持颈椎的生理弯曲，促进血液循环，并不算是治疗，而是改善症状。因此患者在选择枕头的时候要注意，不要一味追求枕头宣传的功效，而是要选择适合自己颈部生理弯曲的枕头。

◎误区十：对因治疗，脊柱病就能迅速治愈

无论是颈椎病还是腰椎病，所有脊柱病的发病都是一个循序渐进的过程，治疗也是如此。采用对因治疗后，有些症状比较轻的脊柱问题，治疗后

效果可能立竿见影，但更多的脊柱病需要慢慢治疗。

◎误区十一：滥用镇痛药物

镇痛药确实可以缓解颈肩部的疼痛和腰腿疼，但同时会掩盖病情，延误诊治，而且治标不治本，并不能真正解决脊柱病的问题。

◎误区十二：腰椎病一定要动手术

其实大部分腰椎病患者都可以经过正规的保守治疗得到缓解或治愈。只有少数保守治疗无效或是症状极为严重的患者才需要手术治疗。建议腰椎病患者应该到正规的大医院就诊，不要轻易手术。只有选择了正确的治疗方向，才能离缓解病痛、提高生活质量的目标越来越近。倘若涉入治疗误区，轻则费力不讨好，重则加剧病情，造成难以挽回的后果。

◎误区十三：必须手术或不做手术

紧跟着上个误区，很多人觉得手术或不手术是很简单的选项，其实它一点也不简单。并非所有颈椎或腰椎患者都需要通过手术治疗，也并非所有患者经过保守治疗都会好转，这要根据个人具体情况制定治疗方案，所以患者应当对自己的病情有正确的认识，保持良好的心态，积极配合医生的治疗。

◎误区十四：微创手术一定比开放手术好

随着科学技术的发展，各类学科的微创手术越来越流行，因为微创手术具有切口小，患者住院周期短，恢复快等优势。但对于脊柱病患者来讲，到底是微创还是开放性手术好，医学界并没有定论。其实脊柱外科的微创手术难度远远大于其他学科的微创手术，这是由于脊柱微创手术是在骨性隧道里操作，不能借助气腹效应扩大视野，这对医生技术和临床从术经验有一定的要求，也对不同脊柱病有不同的适应证要求。

一般来讲，单纯的腰椎间盘突出症比较适合做微创手术，并且效果显著。但是，微创手术中暴露的局限使其并不适用于复杂的腰椎病。对一些伴有腰椎管狭窄或是腰椎滑脱的腰椎病患者来说，开放手术的效果会更好些。也就是说，不是所有的手术都适合微创，微创手术的创伤和风险也不一定就小。

◎误区十五：总想花小钱治大病

很多老年人一辈子节俭惯了，一听到开刀或是应用营养神经的药物要花钱，就退缩。这种做法是很不理智的，该治疗而不治疗，既痛苦自己，也会拖累家人。而且如果疾病真的严重到要做手术的地步而不做，继续发展下去有可能会瘫痪，这不仅会造成更大的损失，也会给家人增加沉重的负担。所以，患病了一定要治，越往后拖越不好治，医疗费用也更昂贵。关键是健康不是用金钱来衡量的。尤其是老年了，只有自己身体健康，儿女们才能安心地工作和学习。

患病后万万不可图便宜、方便，跟着传单上或者电视上的广告买药吃。其实，很多药物虽然能短期内改善患者的一部分症状或暂时起到止痛的作用，但多是治标不治本，而且对症状较重的患者很难奏效。有些药物添加激素及止痛剂，易造成缺钙、骨质疏松、股骨头坏死等后果，因此这类药物吃多了反而有害，花小钱治大病是不可能的。

◎误区十六：见好就收

许多颈椎病、腰椎病患者只要稍有好转，就立即停止治疗。其实此时病灶可能只是被控制了一部分，尚不稳定，见好就收很容易复发甚至前功尽弃。因此"吃点药、打一针脊柱病就能好"的说法千万不要相信，脊柱病的治疗不可草率，在专业医生的指导下坚持进行为好。

◎误区十七：重治疗轻康复

有些脊柱病患者把病愈完全寄希望于医疗手段，然而多数的脊柱病，比如颈椎病、腰椎病等都与不正常的姿势有关，医学界称为"姿势性"疼痛，所以康复的关键是矫正不正确的姿势，其他的治疗手段效果自然非常有限。所以对于姿势不良导致的脊柱病，重治疗而轻康复锻炼显然是舍本逐末了。

◎误区十八：以"补"代治

很多人认为补养身体是治疗疾病的有效方法，其实它只是辅助方法，对于很多疾病，比如长时间伏案导致慢性腰肌劳损，带来的腰痛，如果不能及时发现并对症治疗，很容易诱发急性腰扭伤以及腰椎间盘突出等较为严重的后果。所以以"补"代治是非常不理智的，在对症治疗的基础上再补养才是上上策。

手术或不手术，具体情况具体判断

　　脊柱出现问题，做不做手术呢？放在几十年前，患者一定是听医生的建议。但随着社会的发展和知识信息时代的到来，大家可以通过电视、手机、网络等各个途径获取更多的医学知识，患者在决定自我命运的抉择中起到了越来越重要的作用。可是作为患者，毕竟不是专业人士，脊柱疾病要不要做手术，需要结合实际情况进行判断。

◎情况一：迫切需要进行的手术

　　由急性损伤造成的椎骨折脱位、严重神经损害导致的足下垂、马尾神经损害（如大小便困难或肌肉萎缩），以及脊柱出现的恶性肿瘤等这些紧迫情况的脊柱类疾病，仍然是专业医师起主导作用，一般建议尽快手术。不过在手术进行之前，医生还是会告诉患者及家属为什么手术、手术和保守治疗的疗效对比，使患者和家属仍具有选择权。

◎情况二：功能性手术

　　有些脊柱疾病患者的病情虽然不会影响到生命，但身体非常难受，比如强直性脊柱炎、神经根型颈椎病、腰椎间盘突出症、腰椎滑脱症患者等，经常出现腰腿痛，影响到日常工作和生活，严重时甚至生活不能自理，也就是现在常讲的"生活质量下降"。此时从医学角度来讲，医生通常的建议是"严重影响工作和生活，保守治疗无效则手术"。从患者角度来讲，最常用的保守治疗方法是卧床休息，症状明确时还可辅以理疗、药物治疗等。

　　上面这种情况，是临床工作中遇到最多的一种。医生看片子上病情严重，建议手术，患者自己觉得虽然片子上显示脊柱变形严重，但自己没有太大不适，不想花钱找罪受，所以往往选择不手术。不过，自己的感觉并不能作为是否进行手术的准确判断依据。因为临床上确实存在这种情况，就是同样程度的腰椎间盘突出，有的患者已经很痛苦，也有的患者仅是稍有不适，所以此时是手术还是保守，还是要根据患者的具体情况而定。这类手术的性质是预防性，避免症状加重、避免瘫痪。那么此时，患者和医师共同面临的问题是：手术也有风险，保守治疗也有病情加重甚至瘫痪的风险，这时医师的职责是告知手术与否的利弊，由患者和家属决定"命运"。

◎情况三：美容性手术

美容性手术主要出现在青少年阶段，通常是不严重的脊柱畸形或良性静止的肿瘤，是否手术完全由患者决定。

无论以上哪种情况，患者都必须了解手术中必然存在的主要风险。比如对于脊柱手术来说，会有千分之一的可能性在术中、术后出现脊髓损伤或神经根损伤，导致四肢麻木无力加重，甚至瘫痪；百分之一的可能性出现伤口感染或者不愈合的现象，这对糖尿病、营养不良患者来说可能性更高；十分之一的可能性，在术后5～10年可能复发，需要再次手术。所以这就要求接受过手术的脊柱病患者在术后要格外注意姿势，加强颈背肌肉锻炼等，防止其复发。

除了以上说的大体情况之外，每种不同的脊柱病也有不同的手术方法，每种不同的手术方法也有不同的适应证和禁忌证，下面我们以腰椎间盘突出症常用的经皮内镜下微创术来举例。

经皮内镜下微创术可以直接经椎间孔路，将突出髓核组织摘除，在背部有0.5～0.7厘米的微小切口，术后仅缝一针，有"钥匙孔"之称。有些患者认为手术很可怕，便会选择这种相对风险较小、切口较小、恢复也比较快的微创手术。不过这种手术并不适用于每一个腰椎间盘突出症患者，其适应证和禁忌证如下。

1. 手术适应证

下肢根性疼痛症状重于腰部疼痛，直腿抬高试验阳性；临床症状、体征与影像学检查相符；复发性椎间盘突出症；正规非手术 3 个月以上效果不佳或反复发作，但患者无法接受开放性手术者，可以考虑此种微创手术。

2. 手术禁忌证

中央型腰椎管狭窄症；中央型胸椎管狭窄症；合并大块死骨、脓肿，椎体塌陷畸形明显的胸、腰椎结核或中下胸椎感染；不稳定的腰椎滑脱合并腰椎间盘突出症或腰椎管狭窄症；脊柱肿瘤者，一般无法使用此种微创手术。

以上便是手术与不手术的参考信息，最终是否要做手术，还要根据自己的情况与医生的判断来进行。如果已经决定做手术，那么在手术前要尽量周全地考虑手术的相关情况，比如手术的优缺点、面对的风险和利益、手术成功的概率、自己要做的手术术式等。这样做可以帮助自己明白这个手术为什么需要做、将怎么做、术后恢复过程、预期效果等，以便于自己更好地配合医生，使术后效果更好。

第三章

脊柱养护要『分区』，这样才能更健康

颈椎、胸椎、腰椎和骶椎是构成脊柱家族的四大成员，它们各自有其明显的特点，有的灵活多动，有的牢固恒定，有的承上启下。生理特点决定病理特点，也就决定了每个椎体的养护重点不同，所以学会"分区"重点养护，才能使脊柱更健康。

颈椎活动多而大，这样养护不生病

颈椎是头脑和躯体的连接中枢，为了快速正确执行脑部司令员的命令，为了适应视觉、听觉、嗅觉的刺激反应，为了带动整个躯体积极响应脑部的指令，颈椎具有显著的特点——拥有体积最小，但活动量最多且最为灵活的椎骨，能够完成前屈后伸，左右侧屈，左右旋转以及上述运动综合形成的环转运动。

颈椎灵活多动的特点，决定了它很容易受伤，不论是老年人，还是有不良姿势的青少年，或者是工作繁忙长期保持恒一姿势的中青年，颈椎病总是悄然而至，出现头晕、脖子痛、肩膀沉、手臂抬举无力等相关症状。尤其是办公室工作人员，几乎人人的颈椎都有或轻或重的不适感，所以可以简单测试一下，看自己是否有颈椎病的征兆，如果有则及时去医院进行检查治疗。

◎人体7节颈椎，不同颈椎支配部位和出现具体症状各不相同

1. C1，即第一颈椎

C1发出的脊神经支配的有头部血管、脑垂体、头、面、内耳、交感神经系统。如果C1错位导致脊神经受压迫的话，人体会出现头痛、头晕、失眠、健忘、眩晕、高血压、神经过敏等。C1由于直接与大脑颅骨粘在一起，没有圆柱状的椎体，也没有明显的棘突，临床一般不去诊断这一节颈椎。但是，如果你出现上述症状，应该考虑到C1被压迫的可能。

2. C2，即第二颈椎

C2发出的脊神经支配的部位有眼睛、耳朵、舌头、鼻窦、额头等。如果C2错位导致脊神经受压迫的话，人体会出现近视、斜视、耳聋、耳鸣、重听、耳痛、鼻窦炎、昏厥等。C2里有一个小骨头，连在C1的椎弓内侧，好比一扇门的门枢，可以左右转动，所以我们的头可以左右转动。如果用力

过猛或者睡觉落枕了，门枢就回不来了，头部也就不能自如地转动了。所以，C2 也叫枢椎。

3. C3，即第三颈椎

C3 发出的脊神经支配的部位有头、外耳、面骨、牙、三叉神经。如果 C3 错位导致脊神经受压迫的话，人体会出现粉刺、痤疮、湿疹、颈痛、牙痛、三叉神经痛、神经炎、甲亢、心动过速等。

4. C4，即第四颈椎

C4 发出的脊神经支配的部位有鼻、口、唇、耳和咽管。如果 C4 错位导致脊神经受压迫的话，人体会出现中耳炎、耳聋等。

5. C5，即第五颈椎

C5 发出的脊神经支配的部位有咽、声带及腮腺，并且与脑进行沟通。如果 C5 错位导致脊神经受压迫的话，人体会出现喉炎、咽炎、嗓音嘶哑。

6. C6，即第六颈椎

C6 发出的脊神经支配的部位有颈部肌肉、肩部肌肉、扁桃体等组织器官，并且与大脑进行信息交流。如果 C6 错位导致脊神经受压迫的话，人体会出现落枕、肩痛、扁桃体炎、百日咳、哮喘。

7. C7，即第七颈椎

C7 发出的脊神经支配的部位有甲状腺、肩及肘，并且与大脑之间进行信息传递。如果 C7 错位导致脊神经受压迫的话，人体会出现黏液囊炎、甲状腺炎、伤风。

◎ 简单小测试，看你的颈椎是否有问题

1. 仰头看天花板

取站立位或坐直，慢慢将头向上仰，看向天花板。然后左右转动头部，感觉头部转动时是否自如，或者脖后颈是否酸痛。如果有，表示第一节颈椎可能有损伤。

2. 简单的上下点头

取站立位或坐直，先向上抬头看向天花板，再向下点头，尽量让下颌碰到锁骨，此过程中是否有颈项酸痛的感觉。如果有，表示第二节颈椎可能有损伤。

3. 左右摆头

取站立位或坐直，将头部慢慢向左肩歪，恢复正常，之后再慢慢将头部向右肩歪，恢复正常，是否有颈部酸痛、卡滞的感觉。如果有，表示第三节颈椎可能有损伤。

4. 向上耸肩

取站立位，将肩部轻轻向上提，做耸肩运动。此过程中肩部的肌肉是否有酸痛症状。如果有，表示第四节颈椎可能有损伤。

5. 向外扩胸

取站立位，将肩膀向后打开，做扩胸运动。这一过程中肩部、后背的肌肉是否有酸痛感。如果有，表示第五节颈椎可能有损伤。

6. 手臂曲张运动

取站立位，将手臂在胸前平举、屈曲。这一过程中手臂是否能够轻松平举、屈曲或张开。如果不能，表示第六节颈椎可能有损伤。

7. 平举手臂转手腕

取站立位，将双手手臂平举，然后转动手腕。转动手腕过程中手腕处是否会出现酸痛感。如果出现，表示第七节颈椎可能有损伤。

以上简单小测试只是说明颈椎出现问题，但是否已经发展到颈椎病变，需要去医院进行正规的系统检查。

◎日常保护颈椎，我们可以这样做

通过以上方法简单判断颈椎健康后，首先要做的是去医院进行检查治疗，在此基础上，日常生活中可以从以下方面做好颈椎的辅助养护工作。

1. 晨起保暖颈部是保护颈椎的第一步

寒凉季节，尤其是寒冷的冬季，早晨出门时要注意颈部保暖，穿高领毛衣或围上围巾、领带，给颈椎合适的"温度"，避免颈椎受寒，这是保养颈椎的第一步。因为颈部受凉，寒湿之气很容易通过颈部进入体内，加重颈部韧带的钙化，引起颈部僵直、疼痛。而在炎热的夏季，如果在温度较低的空调房里，也要做好颈部保暖工作。

2. 多活动颈部——零难度的颈椎保健操

久坐不动最考验颈椎，时间长了便会引发颈椎病。刀不磨不亮，颈椎不活动不灵活。工作间隙，利用几分钟时间给颈椎"放个假"，比如下面这套零难度的颈椎保健操，每天抽空做一做，就可以缓解颈部不适。

Step1. 颈部前屈后伸。取站立位，双脚自然分开比肩稍宽，双手叉腰，上身不动，头颈部位于拔伸状态，头慢慢向后仰，到最大限度保持5秒钟。然后恢复站立位缓2秒钟，头慢慢向前屈，到最大限度保持5秒钟，然后复原。重复10～20次。

Step2. 颈部旋转运动。取坐立位，在椅子上坐直，头部保持水平，先轻柔缓慢向左旋转头部，将脸和下巴转向左肩，到最大限度保持5秒钟。然后复原，用同样的方法将脸和下巴转向右肩，到最大限度保持5秒钟，然后复原。重复10~20次。

Step3. 肩部伸展运动。取站立位或坐立位，双臂前伸，十指交叉，手掌外翻，直臂轻柔缓慢上抬，以达到极限为宜，保持5秒钟，然后复原。重复10～20次。

Step4. 肩部旋转运动。取站立位，双头自然下垂，双肩同时由后向前，做最大幅度的缓慢摇转10次，再由前向后最大幅度的缓慢摇转10次。

3. 晚餐要注重补肾

中医学认为，颈椎病是由肾气渐衰，加上风寒湿邪所致。所以除了注意颈部保暖，保健操活血通络外，补肾也很重要。如果你是没有时间好好享受早餐和午餐的上班族，那么晚餐吃点补肾的食物就变得很重要。晚餐不必过于丰盛，在粥里加上具有补肾髓功能的黑芝麻、核桃、山茱萸等，就可以起到壮筋骨、推迟肾与脊柱退变的功效。

4. 睡觉选好床和枕头，保养颈椎的善后工作正式收尾

睡觉的时候是人类最放松的时刻，选择符合脊柱尤其是颈椎曲线的床和枕头，对颈椎的呵护绝对事半功倍，我们保养颈椎的善后工作也可以正式收尾了。关于床和枕头的选择，我们在第二章"两大不良习惯，想养脊柱就要跟它们说再见"已经讲过，这里不再赘述。

胸椎是身体"要塞"，正确养护奠定健康基础

绝大多数人都知道颈椎病和腰椎病，但少有人知道胸椎病。这是因为胸椎周围由肋骨牵引保护着，形成一种力的相互作用，以确保我们的胸椎能够保持中正。胸椎的生理结构决定了它是保护我们五脏六腑的"安全卫士"，具有承上启下、缓冲压力、支持脊神经及血管等作用，所以胸椎的养护不容小觑。

在第一章我们已经讲过，人体的胸椎一共有 12 节，是脊柱中数量最多的椎体，长度也最长，是颈椎的 2.5 倍，腰椎的 1.7 倍。胸椎也是唯一一组与肋骨相连的椎体，构成一个牢固的立体胸腔，人体的五脏六腑都安放在内。胸椎和肋骨就宛如身体的"铜墙铁壁"，保护脏腑的安全。由此可见，保护胸椎就是保护我们的脏腑。

胸椎是身体的"要塞"，正确养护胸椎才能奠定身体健康的基础。但是胸椎相对于颈椎、腰椎来说灵活性较弱，平时很难发现胸椎出现异常。其实，胸椎有问题，身体还是可以感觉出来的。比如平时感觉肩膀越来越举不起；肩胛骨两侧易感到酸痛；偶尔感到心慌、气短，不能舒适地进行深呼吸；身体好像越来越厚，被人说成是虎背熊腰；有圆肩、驼背的趋势；背部活动时常会发出"咔咔"的响声等。这些都说明脊柱尤其是胸椎可能出现关节活动不灵活，肌肉和关节间发紧、发皱，胸椎错位等，导致以上症状出现。

◎人体 12 节胸椎，不同胸椎的错位导致的病症也不尽相同

1. T1，即第一胸椎

T1 发出的脊神经支配的部位有食管、气管、上肢肘关节以下部位。如果 T1 错位导致脊神经受压迫的话，人体会出现上臂后侧疼痛、肩胛部痛、咳嗽、左上胸疼痛、气管炎、支气管哮喘等。

2. T2，即第二胸椎

T2发出的脊神经支配的部位有心脏、冠状动脉。如果T2错位导致脊神经受压迫的话，人体会出现各种心脏病、胸疼、肩胛炎、咳嗽、气喘。

3. T3，即第三胸椎

T3发出的脊神经支配的部位有肺、支气管、乳房。如果T3错位导致脊神经受压迫的话，人体会出现支气管炎、肺炎、胸膜炎、心悸、流行性感冒等。

4. T4，即第四胸椎

T4发出的脊神经支配的部位有胆囊、胆管。如果T4错位导致脊神经被压迫的话，人体会出现胆囊炎、胆石症、黄疸、带状疱疹、胸壁痛、乳房痛、乳房瘤、气喘、呃逆等。

5. T5，第五胸椎

T5发出的脊神经支配的部位有肝、造血系统。如果T5错位导致脊神经被压迫的话，人体会出现肝病、发热、低血压、贫血、关节炎及T4的症状。

6. T6，第六胸椎

T6发出的脊神经支配的部位是胃。如果T6错位导致脊神经被压迫的话，人体会出现胃炎、胃溃疡、肝区疼痛、上腹胀痛、胆石症。

7. T7，第七胸椎

T7发出的脊神经支配的部位有胰腺、十二指肠。如果T7错位导致脊神经被压迫的话，人体会出现糖尿病、十二指肠溃疡及T6的症状。这里需要特别指出的是，如果糖尿病的致病原因与T7有关，那么在T7矫正后，坚持"棘三线锻炼法"，康复效果会非常好。T7怎么找，从两个肩胛骨最下边的尖线画一水平线，与脊柱交界的地方就是第七胸椎的棘突尖，它下面的凹陷就是中医学上至阳穴的位置。

8. T8，第八胸椎

T8发出的脊神经支配的部位有脾、横膈。如果T8错位导致脊神经被压迫的话，人体会出现抵抗力下降、呃逆及胃部不适症状。

9. T9，第九胸椎

T9 发出的脊神经支配的部位是肾上腺。如果 T9 错位导致脊神经被压迫的话，人体会出现过敏性疾病、荨麻疹、腹痛、子宫炎等。

10. T10，第十胸椎

T10 发出的脊神经支配的部位是肾。如果 T10 错位导致脊神经被压迫的话，人体会出现肾病、动脉硬化、倦怠、腹痛、子宫炎等。

11. T11，第十一胸椎

T11 发出的脊神经支配的部位有肾、输尿管。如果 T11 错位导致脊神经被压迫的话，人体会出现皮肤病、胃痛、肝区疼痛、胰腺炎、糖尿病、肾病、排尿异常、尿路结石。

12. T12，第十二胸椎

T12 发出的脊神经支配的部位有小肠、淋巴系统、输卵管。如果 T12 错位导致脊神经被压迫的话，人体会出现风湿、不孕症、腹胀、腹泻、肾炎、肾结石及 T11 相关问题。

◎ **简单小测试，看你的胸椎是否有问题**

1. 举手靠墙法

取站立位，双脚自然分开与肩同宽，双手自然平举，靠墙而立。注意后脑勺、第七颈椎（颈后最高隆起处）、臀部、脚跟四点紧贴墙壁。请别人帮忙检查，在墙壁与第七胸椎（与两肩胛下角连线相平的地方）之间是否能轻松伸进一只手掌。如果能轻松伸进去一只手掌，说明胸椎没有问题。如果只能伸进去几根手指或非常紧，说明胸椎发生异常后弓。

2. 自我症状感觉

时不时感到胸闷心慌，感觉像喘不上气，心烦气躁，特别难受，但去医院检查并非心脏等器官病变，则要考虑胸椎是否有问题。

3. 测试背部及肋间反应

背痛与肋间经常出现不适，是胸椎病的主要症状，常于扭伤或长时间负重及久坐后发生。所以背部或肋间经常有酸痛感或者放射性疼痛，久坐、劳累或气候变化时症状加重则要考虑胸椎出现健康问题。

4. 测试心前区反应

心前区出现不适，多与背痛同时发生，而且疼痛多为压迫、紧束感性质，呈带状分布，由左背部至心前区，且向左腋下部放射。

◎养护胸椎，可以从以下方法入手

1. 着重养护胸大椎

胸大椎即第一胸椎，位于脊柱这条垂直线与肩的水平线相交形成"十"字形的中心点，其下方也就是中医学上大椎穴的位置所在。胸大椎是胸椎的第一"要塞"，位置非常重要。承上，胸大椎要有一定的灵活性来适应颈椎；启下，又要有充分的稳定性来维护胸椎的稳定性。而且，胸大椎下面是通向心脏的第一对交感神经，一旦受到压迫，人体就会出现血压不稳、脉搏次数减少，甚至发生猝死。也就是说，胸大椎无论从生理结构上还是神经系统功能上来讲，都具有非常重要的地位。那么如何有效养护我们的胸大椎呢？

（1）拇指叩击法。取站立位或坐位，挺胸收腹，双手自然交叉相握，两个大拇指并拢，放松，微微低头；轻轻举起两臂过头顶，缓缓向颈后部砸去，大拇指正好叩击到大椎的位置。叩击时不要用力过猛，稍微用些力道即可，每天 2 ～ 3 次，每次 15 下。

（2）按揉肩部穴位法。在我们的肩部，有两大穴位对养护胸椎很关键，即大椎穴和肩井穴（图 3–1）。按揉时，先按揉大椎穴，取坐立位，稍低头，单手食指、中指、无名指并拢，绕到脖子后面按揉大椎穴，顺时针按揉 30 下，逆时针按揉 30 下。再按揉肩井穴，肩井穴左右肩各一个，取坐立位，右手食指、中指、无名指并拢，按揉左肩的肩井穴，稍微用力按揉 30 下；换手按揉右肩的肩井穴 30 下。

大椎穴位于第 7 颈椎棘突下陷中，后正中线上。肩井穴位于大椎与锁骨肩峰端连线的中点。灵台穴在背部，当第 6 胸椎棘突下陷中。

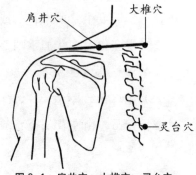

图 3-1　肩井穴、大椎穴、灵台穴

2. 胸椎敲打正脊操

双脚分开站立，与肩同宽，双手半握拳，用右拳敲击左肩的肩井穴，同时用左拳敲击后背的灵台穴。做 4 个 8 拍，然后换左拳敲击右肩的肩井穴，同时用右拳敲击后背的灵台穴，也是做 4 个 8 拍。

3. 胸椎保健操

Step1. 胸部前倾。取站立位，两腿并拢，双手交叉抱住后脑勺，让胸部做前倾再回来的动作，做 3 组。之后双手向水平方向打开，同样做胸部前倾再回来的动作，也是做 3 组。每组各做 20 次。

Step2. 握拳捶背。取坐位，轻握拳，双拳抬起尽量放在背部较高的位置，做向下叩击捶背的动作。在手触摸不到的地方，可以借助器具协助进行捶背动作。不拘时间和次数，工作累了或者休闲时间均可操作，可以很好地缓解背部疼痛，养护胸椎。

Step3. 按摩背部。取俯卧位，请家人用手掌根部由上而下按揉脊柱的正中处，并在脊柱两旁和肩胛骨处按揉 3～5 次。然后用小鱼际由上而下直擦背部 5～6 次，力度适宜，以局部发热为宜。这个动作适合在家休息时，家人之间相互按摩，有利于放松身体、疏通经络。

胸椎的稳定性结构决定了它是一个"事情比较少"的椎体，但是作为人体的中枢要塞，胸椎上连颈椎、下接腰椎，保护着内脏器官，依然具有十分重要的作用。所以切不可因为它"事情少"就疏忽对它的照顾。尤其是当你出现胸闷、心慌、背痛等症状，排除重大疾病的可能后，及时按上述方法调养胸椎，可以起到很好的缓解作用，并避免其进一步发展而引发胸椎综合征。

腰椎易受伤，一定要注意日常防护

常言道："人老腿先衰。"那是因为在人们去哪里都靠走的时代，腿的使用率极高。但是现代人出门乘电梯，下楼坐车，上班坐着办公，腿的使用率相对变低，坐着的时间越来越长，于是腰椎开始出现退行性改变。也就是说，随着现代人的"久坐"现象日益增加，开始出现"人老先老腰"的现象。仔细想想可以发现，你是不是坐的时间越来越长，是不是经常出现腰酸背痛？如果是，说明你现在生活方式非常考验腰椎的健康。

◎腰椎作为脊柱的中坚力量，每一节受伤都有不同的症状

1.L1，即第一腰椎

L1发出的脊神经支配的部位有大肠、结肠、腹股沟。如果L1错位导致脊神经被压迫的话，人体会出现便秘、腹泻、结肠炎、疝气及T12相关问题。

2.L2，即第二腰椎

L2发出的脊神经支配的部位有腹部、盲肠、大腿。如果L2错位导致脊神经被压迫的话，人体会出现阑尾炎、肠痉挛、呼吸困难、静脉曲张、腰疼、大腿麻木和疼痛。

3.L3，即第三腰椎

L3发出的脊神经支配的部位有生殖泌尿系统、膝。如果L3错位导致脊神经被压迫的话，人体会出现膀胱疾病、月经不调、小产、遗精、早泄、阳痿、腹痛、腰痛、膝痛。

4.L4，即第四腰椎

L4发出的脊神经支配的部位有前列腺、腰部肌肉、坐骨神经。如果L4错位导致脊神经被压迫的话，人体会出现腰痛、坐骨神经痛、排尿困难、尿频、便秘及L3相关问题。

5. L5，即第五腰椎

L5 发出的脊神经支配的部位有小腿、踝、脚、脚趾。如果 L5 错位导致脊神经被压迫的话，人体会出现下肢循环不良、关节炎、遗精、阳痿、月经不调。

◎ 简单小测试，看你的腰椎是否健康

以下简单小测试准备动作一致，被检查者取标准的立正姿势，然后依次进行下列动作的检查。需注意，在运动中双足不准移动，双膝不可屈曲，骨盆不可左右旋转。

Step1. 腰椎前屈。被检查者弯腰并尽量以手触地，记录屈曲度数，并注意脊柱的形态。正常情况下从直立位到屈曲约有 45° 活动度。

Step2. 腰椎伸展。被检查者腰尽量向后弯曲，检查者站在被检查者后面，固定其两侧骨盆与髋关节，以检查其腰部伸展度。正常的伸展度约 35°。

Step3. 腰椎侧屈。检查者在被检查者后面固定其两侧骨盆与髋关节，被检查者分别向左右侧弯腰，以检查脊柱向两边的活动度。正常情况下每侧活动度约为 30°。

Step4. 腰椎旋转。检查者像上述一样固定被检查者两侧骨盆与髋关节，被检查者肩部分别向左右旋转，正常人躯干旋转度每侧约 45°。躯干的旋转包括胸椎和腰椎活动。

脊柱腰椎段活动受限，常见于腰肌肌纤维炎及腰肌韧带劳损、腰椎增生性关节炎、椎间盘突出、结核或肿瘤使腰椎骨质破坏、腰椎骨折或脱位等。如果有以上活动受限的情况出现，最好及时去医院检查、治疗。除此之外，如果经常腰疼，久坐、劳累、早晨起床后尤为明显；平时很少腰疼，但当伸拉或者屈位的程度比较大时则会出现腰疼；出现经常性腰扭伤；下肢发射痛、下肢麻木及发凉等，都要考虑腰椎症状，需及时检查。

◎日常防护腰椎病，从以下方面入手

要想打好腰椎的健康保卫战，就要从预防做起。因为除了急性外伤造成的腰椎病之外，大部分腰椎病的发生也是有过程的。所以预防工作可以从这些造成腰椎病发生的细节着手。

1. 保持正确的坐姿

所谓正确的坐姿，并没有太多严苛的标准，凡是让脊柱保持正常生理弯曲的姿势，都是正确的坐姿。比如正确的坐姿应是上身挺直、收腹、下颌微收，两下肢并拢。如有可能，应使膝关节略高出髋部。坐在有靠背的椅子上，则应在上述姿势的基础上尽量将腰背紧贴椅背，这样腰骶部的肌肉不会疲劳。久坐之后应活动一下，松弛下肢肌肉。另外，腰椎间盘突出症患者不宜坐低于20厘米的矮凳，尽量坐有靠背的椅子，这样可以承担身体的部分重量，减少腰背劳损的机会。

2. 保持正确的腰姿

站立应挺直腰背，并保持脊柱的自然弯曲。下蹲时，尽量屈膝，减少弯腰。抬物品时要贴近身体，举物莫高过胸部。对于轻微腰椎间盘突出患者，应该及早采取治疗措施，尽量减少弯腰动作，保持直立姿态，挺胸抬头走路，从而保持身体的正常形态。

3. 加强肌肉锻炼

强有力的腰背部肌肉可以增强腰部的承重性和韧性，防止腰背部软组织损伤。腹肌和肋间肌也需要锻炼，可增加腹内压和胸膜腔内压，有助于减轻腰椎负荷。比如平时可以游泳、做俯卧撑等，都能增强腰部力量，预防腰椎疾病。

4. 注意休息

在一定时间内休息，可以使人从生理上和心理上得到放松，消除或减轻疲劳。休息可不单单是躺在床上，而是让腰椎得到放松。比如可以每坐40分钟左右起来活动活动；长久站立时最好垫高一脚，并时不时换换脚；躺卧时选择高低合适的枕头和软硬适中的床垫等，这些都对保护腰椎起着非常重要的作用。

5.坚持健康检查

在日常生活中，很多人对腰椎病没有正确、详细的了解，往往会忽略腰椎病前期的症状。所以要做到未病先防，建议35岁以后，每年定期去正规医院或体检中心进行健康体检，及时关注自己的腰椎及身体健康。

6.常做养护腰椎的腹式呼吸法

腹式呼吸法通过静息和呼吸放松肌肉的紧张感，让人体重建放松感和宁静感。这种方法不仅可以帮助预防腰椎疾病，而且对于已经出现腰部疼痛的朋友也有养护作用。每天只需要10分钟左右的时间，就能在很大程度上缓解腰部疼痛。

Step1.屈膝仰卧平躺。上身平躺于瑜伽垫上，双膝弯曲，小腿抬高置于椅子或沙发上，注意脚后跟、小腿与膝关节持平或稍高。缓慢地移动膝关节，一次一边，同时稍微移动身体或胸部，探索并调整直到找到最佳位置。所谓最佳位置，是指到这个位置时背下部感觉最舒服。

Step2.腹式呼吸之吸气。双手置于腹部，缓慢而又深深地吸气。随着气体充盈肺部及胸腔，感觉腹部开始抬升，到能承受的最高时维持1秒钟。

Step3.腹式呼吸之呼气。缓慢呼气，腹部随之下降并变软。随着腹部的吸气抬升、呼气变软，感觉气息在呼吸时流经腰部即可。

在练习的过程中，如果感觉腰部出现新的不适，可以再次缓慢移动腿部和腰胸部，重新寻找舒服的位置。每次练习10~15分钟，每天1~2次，对于缓解腰部不适，效果非常显著。

骶椎关乎骨盆，可别让它拉响不健康的"警报"

我们在第一章已经简单介绍过骶椎了，骶椎呈倒三角形，稍向后弯曲，有凹陷的腹侧面，凸起的背侧面及骶骨尖，由5块融合成一块的椎骨组成。骶椎上与第五腰椎相连，下与尾骨相连，是骨盆的后壁，所以对于女性来讲，骶椎的健康与否直接关系到骨盆，千万不可让它拉响不健康的"警报"。

女性的骨盆是由骶骨、尾骨、耻骨和左右两髋骨组成，位于身体的中部，被下肢所支撑，是胎儿出生时必经的道路。骨盆的形状和大小直接影响分娩，如果骨盆异常，就会导致产程延长，胎膜早破，易于感染，更严重的后果是在强烈的子宫收缩下，胎儿不能下降，可导致子宫破裂。所以，女性朋友关心骨盆就要关注与之紧密相关的骶骨，只有骶骨健康，骨盆才会健康，才能顺利分娩健康的婴儿。

临床上，单纯的骶骨疾病非常少见，骶骨疾病常常与腰椎病合并在一起发生，且相互紧密联系。如果骶椎出现病变，多发生于第1、2节。一般骶椎出现问题时，会阴部会有麻痛感，久坐后会加重；大小便异常，比如大小便无力，尤其是大便，明明有便意，排便时却无力推动粪便下移，如果过于用力还会感到骶尾部刺痛；女性发生不明原因的阴道疼痛，男性出现不明原因的阳痿。除此之外，当上述疼痛发生时，一般不会伴随下肢放射痛。这是因为骶椎发出的脊神经支配的部位主要是骨盆和肾。如果骶椎出现歪斜等异常，就会导致脊神经受压迫，人体就会发生骶髂关节炎、骨盆异常、子宫炎、前列腺炎、整条脊柱弯曲症。如果骶骨合并骨盆出现问题，还会出现脊柱复合病和大小便问题，但是不会像腰椎出现问题一样，导致下肢放射痛。

如果出现以上问题，应及时去医院检查，确认是否是骶椎出现异常。如果真的是骶椎出现异常，除了积极配合医生治疗之外，还应注意日常生活中的一些细节，以此来促进骶椎康复。比如，避免负重过度、久坐久站；避免睡过软的床；去专业的中医院进行针灸、推拿、按摩等理疗；常做平板支撑等运动，加强脊柱锻炼；常吃含钙的食物，适当补充骨骼钙质等，这些方法只要坚持下去，必然会对骶椎有十分好的养护效果。

反过来说，在临床上也有多种病症会影响骶椎健康，造成骶椎疼痛，可以根据具体情况采取相应措施。以下举出造成骶椎不适的常见病症。

骶骨裂又称为隐性脊柱裂，如果检查后症状不严重，可以在配合医生治疗的同时采用推拿疗法。用拇指指尖在痛点及畸形相应的部位反复推拿 2～3 分钟，手法由浅及深，对痛点或有硬结的地方加用拇指拨络法（用拇指按于穴位或一定部位上，适当用力做与肌纤维垂直方向来回拨动，像弹拨琴弦一样的一种手法），每日 1 次，连续 10 次为 1 个疗程，具体几个疗程可以根据自己的恢复情况决定。如果检查后症状严重，有严重的神经根压迫、形成假关节或创伤性炎症，则配合医生采取手术治疗，此时不要再自行推拿，以免起反作用。

盆腔炎的主要症状是腰骶部疼痛或下腹痛，长时间站立、过劳、性交或经前期会加重。此时检查确诊为盆腔炎的话，可以通过抗生素、抗生素联合抗厌氧菌等药物疗法，短波、超波、离子透入等物理疗法来治疗原发病，以此缓解或消除骶椎疼痛。

分娩后腰骶痛，多见于产程长、宫缩强、胎头大、胎儿头部与骨盆相对不称等因素，此时要注意休息，给予热敷治疗，如果症状得不到缓解再及时反馈给医生，通过医生的指导采取专业的治疗。

不同年龄段，脊柱养护重点有区别

脊柱病，可以说是生活方式疾病，是由于现代人久坐、不正确的站姿、睡的床垫或坐的沙发太软等很多不良的生活方式导致的。脊柱病在各个年龄段都有发生，因为不同年龄段有不同的生理特点，所以脊柱养护的重点也有所区别。

◎青少年阶段：重点防治脊柱畸形和枕寰枢椎椎间关节错位

青少年时期是我们生长发育的第二个高峰期，可塑性很大，很容易受到外界因素的影响。因此，排除遗传性因素，青少年不良的坐姿、卧姿、睡姿等姿势，以及扭伤、过激运动等，都成为造成脊柱畸形的常见因素。比如日常生活中，我们经常看到很多青少年，小小年纪就有驼背、脊柱侧弯等现象。这些都是脊柱畸形的重要表现，说明脊柱已经受到伤害，呈现未老先衰的状态。

青少年脊柱出现畸形是一个缓慢的过程，在这个过程中，如果家长能及时发现并加以防治，完全可以力挽狂澜。比如有的孩子喊腰疼，家长就要注意并询问孩子是不是扭伤腰了，或者坐的时间太长、坐姿不规范等，及时带孩子去医院检查或加以纠正。千万不能认为"小孩子没有腰"而忽略问题，耽误了最佳治疗时间。尤其是如果孩子出现过跌倒、摔伤、撞击等情况，家长更要万分重视，不要认为没有什么症状就不在乎。事实上，有些外伤会潜伏十年之久才发病。临床上绝大多数的疾病都是从量变到质变的，因此对于有潜伏期的脊柱疾病，"早检查，早诊断"才是上策。除此之外，家长如果发现孩子双肩不等高、盆骨倾斜、驼背等，都要及时关注孩子的脊柱健康，以免症状更加严重。

枕寰枢椎椎间关节错位也是青少年时期比较常见的脊柱问题。枕寰枢椎椎间关节错位会直接刺激脊神经、椎动脉等，导致颈部僵直疼痛，肩和手臂麻痛无力、活动受限，眩晕，呕吐，恶心等一系列症状。

　　青少年要预防枕寰枢椎椎间关节错位最有效的方法之一就是不要长久趴在课桌上学习。学习20多分钟后，抬头上下左右活动活动颈部，放松枕寰枢椎的肌肉紧张感。而且平时要注意良好姿势的培养，包括坐、卧、立、行基本姿态的习惯养成。

◎中年阶段：主要是预防枕寰枢椎椎间关节错位和胸椎、腰椎病变

　　1.枕寰枢椎椎间关节错位

　　如果青少年时期没有及时发现并诊治枕寰枢椎椎间关节错位，那么中年时期就要承受这两个椎间关节错位的后果。尤其是办公室白领、公务员、IT工程师、企事业高管人员、研究人员等，由于每天工作处于过饱和状态，脊柱超负荷，因此，经常出现寰枢关节和枕寰关节错位而引发眩晕、恶心、头痛等一系列脑供血不足的病症。

　　步入中年以后，人体本身的健康其实已经开始进入"多事之秋"，最明显的反应就是脊柱出现明显的"罢工现象"，这里面尤其以颈椎病最为常见。只要是需要长期伏案工作或者主要靠电脑来进行工作的人员，十有八九都有颈椎病，或者称为枕寰枢椎椎间关节错位。对于防治枕寰枢椎椎间关节错位没有十分好的办法，只能积极配合医生进行治疗，并在日常生活、工作中多放松颈部，多做运动。

　　2.胸椎、腰椎病变

　　胸椎和腰椎病也在中年开始慢慢出现，主要是随着年龄的增长，椎间盘开始退化，所以身高开始比青年期稍微变矮，椎间隙变窄，椎间孔变小，椎间关节突过长或错位，当量变逐渐加重到质变，刺激了脊神经，不仅会开始出现腰椎和胸椎的病变，与之相连的肺、胸腺、肾、心、肝、脾等脏腑功能也开始相继出现失衡现象，人体整体健康水平呈下降趋势。此时及时去医院进行检查，配合医生积极治疗之外，日常生活中注意保暖、加强钙质摄入、

适当运动等。

◎ *老年阶段：颈椎、胸椎、腰椎病变并存*

很多老年人都有这样的体验：人越长越缩，老了就变矮了。其实这是随着年龄增长，椎间盘开始退化导致的。椎间盘退化，老年人便会开始驼背、弯腰，自然看起来就矮了。其实变矮只是表象，实质上是变矮的老年人的颈椎、胸椎和腰椎已经开始出现比较严重的病变，这一病变得不到及时缓解，会影响老年人的生活质量，导致老年人动作越来越缓慢、僵直，如果此时不小心摔倒，不仅容易摔坏脊柱关节，还容易引起脑出血等严重病症。

所以，在中年期我们就要开始养护我们的颈椎，这样才能为老年期脊柱健康奠定基础。如果中年期不注意或者没有养护，那么进入老年期之后要经常有意识地活动颈部、腰身等，并且讲究适度、适当、适宜、适量。比如平时多进行幅度较小的有氧运动，如散步、打太极拳等。这些都是比较适合老年人预防脊柱病的重要运动方式，而且还可以强身健体，提高人体的免疫力。

以上三个年龄段，对于脊柱健康来说是三个重要的关键点。无论处于以上哪个阶段，按摩都是缓解颈椎、腰椎疼痛的好方式。不过需要注意的是，按摩不是简单、粗暴的按摩，而是需要去正规医院或者中医理疗室进行的一种保健方式。因为只有正规的按摩才能帮助放松脊柱周围的肌肉，缓解紧张和疼痛。因此为了我们人体的"大梁"，无论在哪个年龄段，都要好好爱护它。

不同人群，养护脊柱方案各不同

在脊柱疾病的受害者中，以办公族、低头族、重体力劳动者、驾车族、女性妊娠期尤为突出，原因与这五大人群的工作方式、工作或娱乐姿势、生理特点等密切相关。因此，养护脊柱需要区分人群，根据他们不同的工作特点，制定更贴合的脊柱养护方案。

◎办公族

前面我们讲过，办公族久坐或姿势不当，诸如跷二郎腿、坐时歪七扭八、趴着午休等，都会对脊柱肌肉造成一定程度的拉伤，容易使脊柱变形。虽然我们都知道保持正确的坐姿和常起来活动是最简单、有效的方式，但是工作的忙碌、懒动等诸多因素综合在一起，使我们经常忘记使用养护方法。这里为大家介绍比较简单的日常养护方法，只需稍微注意或者利用工作间隙的碎片化时间就能完成，不会再让大家觉得养护脊柱是一项繁杂的任务，望而却步。

1. 准备靠垫、颈枕，让坐变得更健康

（1）靠垫。人体腰椎的生理曲度是向前凸的，所以腰背不能同时处于同一平面。但是，大多数办公室的座椅靠背都是平的，而且坐着办公时我们通常都挺直腰板或缩肩塌腰，距离腰背很远，时间久了便容易患慢性腰肌劳损。因此，如果没有时间经常起来活动，办公椅上放一个靠垫也是不错的选择。靠垫的标准根据实际情况而定，最终目的是可以通过靠垫让我们的背部贴在椅背上，并支撑腰椎，使腰背保持正常的生理弧度。当然，如果可以在脚部垫个盒子，使膝盖的高度稍微高于髋部，也可以在一定程度上减少脊柱承受的压力。

（2）颈枕。适当午休可以缓解一上午工作的疲惫感，提高下午的工作效率。伏案午休的危害我们前面已经讲过，但办公室一般没有休息的床位怎么办？我们可以准备一个颈枕，午休时套在脖子后面，这样靠在椅子上休息15～30分钟。不过需要注意的是，利用颈枕只适合短暂的，没有条件的午休。平时在家里无论是小憩还是睡觉，还是在床上比较好。

2. 注意使用电脑、笔记本以及接打电话的姿势

（1）电脑。平时常使用电脑的部分主要分为显示器、键盘和鼠标三部分。鼠标的摆放位置比较简单，放在触手可及的地方即可。显示器和键盘的摆放则要讲究一些。电脑显示器的摆放位置最好与人体、椅子的中线保持一致，这样的位置刚好适合脊柱，偏左或偏右都会使脊柱对侧的肌肉绷紧或伸展，时间久了不仅脊柱不舒服，还容易出现背痛、头痛等慢性疲劳综合征症状。

在高度上，电脑显示器要与我们的视线持平，即显示器上的起点线与眼睛保持在同一水平面上。如果显示器的位置过高，颈部上扬会改变颈椎正常的生理曲度，位置过低，则会导致生理曲度反张弯曲。

至于键盘，有的办公桌会配备专门放置键盘的地方，有的则没有，无论哪种，大家记得感受一下打字时舒适的状态即可。也就是说，一般打字时双肘弯曲大约90°，键盘摆放位置和弯曲的小臂处于同一水平线即可。这样我们才能轻松自然地将双手放在键盘上工作或娱乐。除此之外，键盘的位置也会造成我们在键盘和显示器之间视线切换角度的变化，如果键盘位置过高或过低，都会导致颈椎出现疲惫、酸痛等症状，给颈椎病埋下隐患。

（2）笔记本。笔记本因为携带方便，广受办公族的欢迎，尤其是小尺寸的笔记本或 iPad，几乎人手一个。然而，笔记本和 iPad 的设计并不符合人体的生理曲度。因为尺寸太小，它们的屏幕过低，键盘距离屏幕也太近，导致我们操作时需要向前硬挺着脖子看屏幕和操作键盘，带来的直接影响就是颈椎的负担过重，手臂和肌肉发生劳损。可以说，笔记本的危害远大于台式机，经常用笔记本的人更容易患颈椎病、肩周炎、腰椎病。所以，从脊柱健康出发，还是使用台式机更好一些。如果自己喜欢使用笔记本或 iPad，最好将屏幕抬

高至与视线持平，让我们可以自由地调整颈部、手部和肩部，避免酸痛感。

（3）接打电话。把电话夹在脖子和肩膀之间，同时双手在键盘上飞舞，是很多办公室一族接打电话的常态。其实无论是否在工作，把电话夹在脖子和肩膀之间的方式本身就是在伤害颈椎。如果这样接打电话的时间久了容易出现颈部酸痛。虽然灵活的颈椎可以支撑短时间的侧弯，但与此同时，未夹着电话那侧的肌肉、筋膜、韧带和关节也被极大程度地拉伸，容易导致颈椎两侧受力不平衡而诱发颈椎病。所以尽量不要歪着脖子接打电话，平时接打电话也最好两侧轮流，避免一侧颈部重复承受侧弯压力，引发颈椎病。

3. 办公族的脊柱养护小动作

Step1. 前俯后仰。取站立位或坐立位，先抬头，注意是慢慢向后仰，同时吸气，至双眼望到天花板，停留5秒钟。然后慢慢向胸前低头，同时呼气，至下巴抵至锁骨时，停留5秒钟。抬头和低头动作各做10次。可以放松颈部肌肉，缓解长期使用电脑导致的肌肉僵硬。

Step2. 双掌擦颈。端坐在椅子上，搓热手掌，用左手掌来回摩擦颈部，口中默数10下，然后从上到下揉捻后颈10次。之后换右手做同样的动作。可以进一步放松颈部肌肉。

Step3. 松肩运动。双手置于两侧肩部，掌心向下，两臂先由后向前旋转20～30次，再由前向后旋转20～30次。这一动作可以在活动颈椎的同时放松肩部和胸椎。

Step4. 脊柱扭转运动。端坐于办公椅上，收腹挺胸，双臂向前平举，身体缓慢左转，双臂也随着转动，但髋关节保持稳定不变。保持5秒后恢复原状，然后再做反方向右转，两侧分别做10次。可以拉伸颈椎、胸椎、腰椎的肌肉，缓解疲劳，防止脊柱变形。

Step5. 荡腿运动。臀部坐在椅子前端2/3处，抬高双腿，大腿与小腿呈90°，双手握住两侧椅子扶手。膝盖做有规律的前后运动，即荡腿运动，左退右进，右退左进，一个来回为一个回合，共做30个回合。可以锻炼尾椎、臀部和腿部的肌肉，改善下肢僵硬和酸痛。

◎低头族

低头族一般指无论何时何地都保持"低头看屏幕"状的人群，此处也包括坐车时低着头睡觉、趴或躺着看书、枕头过高造成"低头"的人群。临床研究表明，虽然我们颈部的前屈极限（下巴碰到胸骨的状态）为45°，但是当前屈幅度达到30°时就已经影响到颈椎了。欧洲相关研究表明，低头玩手机时，颈椎承受的重量可能超过50斤，长期如此会造成肌肉紧张、颈椎受损，这对颈椎的伤害无疑是非常大的，比看电脑的危害还要大几十倍。

如果大家经常有"低头"的状态出现，且已经有肩部、手臂麻痛或疼痛、偏头痛、眩晕、恶心、听力、视力障碍，容易晕倒等症状，说明颈椎已经在"报警"了。需要我们戒掉长期"低头"的动作，并通过以下方法养护颈椎。

1. 简易版颈椎操

Step1. 掌心搓颈。双手掌搓热，交叠贴在颈后部，来回搓擦颈部10～20次，之后换手交叠，再次搓擦10～20次，以颈部微微发热为宜。可以畅通颈部气血循环，缓解肌肉疲劳。

Step2. 伸懒腰。伸腰挺胸，双臂向上举起，向后用力3～5次，头颈部也跟着微微后仰就像我们平时伸懒腰一样。这对全身肌肉，尤其是颈部、上肢和躯干部都有反向牵拉作用，可以使全身的肌肉舒展、放松，尤其适合低头族来消除颈椎疲劳。

2. 升级版颈椎操

Step1. 左顾右盼。站立，双脚分开与肩同宽，双手叉腰保持身体平衡，头向左边转90°，恢复原位停留3秒，再向右边转90°，恢复原位停留3秒，做2个8拍。

Step2. 摇头晃脑。准备姿势同上，头部由左向右360°旋转5次，再反方向旋转5次。转动时力量不要过大，速度不要过快。

Step3. 头手相抗。站立，双脚分开与肩同宽，双手交叉紧贴在颈后部，头颈向后用力的同时手部向前用力顶头颈5次，做的时候手臂要打开。

Step4. 颈项争力。准备姿势同上，左手放在背后，右手手臂放在胸前，手掌立起向左平行推出，同时头部向右看，保持 5 秒钟，换另一只手进行，做 2 个 8 拍。

Step5. 伸懒腰放松一下全身即可。

◎重体力劳动者

重体力劳动者是脊柱受损，易患脊柱疾病的"重灾区"，其中长期以固定姿势工作的重体力劳动者更为严重。比如长期从事坑道作业的工种，经常弯着腰在坑道中穿行，腰脊椎骨位于高位，肌肉却被牵拉受力向腹部下沉，时间久了会感觉腰酸背痛，此时说明脊柱及附近肌肉组织出现牵拉式损伤，如果脊椎骨中间正常位置也发生变化，会进一步加重损伤，造成腰肌劳损、腰椎间盘突出等。所以，重体力劳动者要及时做好脊柱，尤其是腰椎部分的养护工作，防治脊柱损伤。

1. 进行柔和的运动

很多人将劳动等同于运动，其实不然。体力劳动一般局限在身体某些部位的组织和器官，往往只是一个或几个肌肉群在活动，长期这样单一的劳动会造成疲劳、肌肉或骨骼损伤。因此即使是重体力劳动者，也要注意运动。因为平时工作强度已经非常大了，所以重体力劳动者不宜进行剧烈运动，慢跑、健身操、游泳等强度较小的运动比较适宜，可以使神经中枢的兴奋转移，让参与劳动的肌肉得到充分的放松和休息。

2. 改善工作姿势

如果是需要经常弯腰的重体力劳动者，建议以"站马步"的姿势来缓冲直接弯腰的工作姿势，也许刚开始会不习惯，但是时间久了会让腰部得到伸展，感觉到轻松。尤其是弯腰搬重物时更要如此，不要让腰部直接受力。如果是经常站着工作的重体力劳动者，建议工作期间两条腿交替受力，工作 45 分钟左右尽量坐下休息几分钟，或者来回走动一下，以此减轻腿部疲劳，预防静脉曲张。

◎驾车族

驾车族最常见的疾病是痔疮，但其实他们也饱受颈椎病和腰椎病的折磨。据临床数据显示，颈椎患者中，驾车族占 20% 左右。尤其是开公交车、出租车的长期驾车族，腰椎出现问题的概率更高。因此对于驾车族来说，学会养护脊柱也是至关重要的。

1. 将座椅调整到最舒服的位置

舒服的坐姿是减轻驾驶疲劳的第一法则。注意座椅不要调太高，以免路面颠簸时碰到头顶，而且座椅太高还会让驾驶者的颈部不自觉的前倾，导致脊柱紧张。也不要太低，不然腿就不舒服了。因此，适合驾驶者的座椅最佳高度，一般是头枕高度可以和后脑完全贴合，双手很自然地握在方向盘上为宜。

2. 避免长时间开车

再舒服的坐姿，时间久了也会使上半身酸痛僵硬，危害脊柱的健康。所以，开车 1 ~ 2 小时后最好下车活动活动颈部、腰部和四肢。遇到红绿灯或堵车时间比较长时，前后左右转动头颈部，放松一下颈椎。或者做办公族的"双掌擦颈"动作，也会有效地缓解颈部不适感。

3. 驾车族的脊柱养护操

Step1. 挺胸运动。端坐于座椅上，抬头挺胸，双臂向后伸，双手抓住椅背，尽量向前顶胸，脸向上仰，重复做 5 次。该动作可以活动腰部与背部，尤其是女性驾车族，建议每天做几次，不仅利于脊柱健康，还可以保持形体美。

Step2. 展肩运动。端坐在椅子上，挺直背部，双手环抱住肘关节，然后将双臂抬起放在脑后，低头，同时深呼吸 5 次，再恢复到原来的姿势，按此方法重复做 5 次。该动作可以活动肩部与手腕关节，纠正驾车的不良姿势，防止含胸驼背、腰椎间盘突出。

除此之外，凡是坐着可以进行的活动脊柱的运动操，都比较适合驾车族，可以在堵车时间较长或等红绿灯的间隙简单活动活动，以此降低疲惫感和患病率。不过需要注意的是开车期间不可进行，以免发生危险。

◎**女性妊娠期**

女性妊娠期间，激素会出现变化，释放的松弛素不仅会使骨盆韧带松弛和关节变松，也会使脊柱韧带松弛，导致脊柱不稳或疼痛；体重会有所增加，这会使脊柱承受更多的重量，而且日益增大的胎儿也使盆腔及后备血管、神经压力增大；母体重心会有所改变，导致脊柱前凸、背肌持续紧张，造成腰背部过度疲劳；子宫会变大，随着它的变大使腹横肌沿中心线分离时，会加重背部疼痛。当以上问题导致脊柱疾病时，可以通过以下方法进行调理。

1. 调整合适的姿势

（1）正确的站姿。正确的站姿是下巴内收，头部上顶，耳垂在肩线上方；双肩向后和向下打开，胸廓得到提升和扩展；腹部、臀部适当收缩，防止骨盆过度前倾；膝盖微微弯曲以缓冲身体带给腿部的负担，重心放在脚心。如果站立的时间稍长，比如在厨房做饭等，可以拿一个小板凳把一只脚垫起来，10~15 分钟之后换另一只脚。

（2）正确的坐姿。坐着的时候最好找有靠背支撑的椅子，臀部坐满椅子，后背贴在靠背上，让臀线跟腰背部呈一条直线，并且可以在腰后面垫一个合适的靠枕，减轻腰椎负担。

（3）从地上取东西的姿势。要从地上取东西的时候，千万不要直接弯腰去拿，而是要先蹲下来，让一只脚的膝盖接近地面，拿起物品，慢慢起身，再用身体和手臂把东西抬起来。如果是太重的东西就不要拿了，最好找家人帮忙。

（4）合适的睡姿。侧卧是妊娠期女性最佳的睡眠姿势，侧卧时最好在上方的腿下垫一个高度合适的条形垫，以腿搭在上面如同搭在下边的另一条腿上，不高、不低、不费力为宜。

（5）宝宝出生后常用到的姿势。宝宝出生后的哺乳姿势一般有坐姿哺乳和侧卧式哺乳两种方式。其中坐姿哺乳对妈妈脊柱的影响比较大，因为坐姿哺乳时妈妈将宝宝放在腰腿部，对脊柱的压力较大。如果是坐在床上，则在背后加靠垫，增加对腰椎的支撑，减轻腰椎承受的压力；如果是坐在椅子上，则可以在脚下垫一个高度适合的小板凳，提高双腿的高度，为支撑宝宝，减轻脊柱负担提供帮助。给宝宝换尿布时，不要将宝宝放在很低、需要自己弯腰的地方，而是要放在比较高，自己保持站立姿势就能替换的地方。

2. 适度锻炼

怀孕之后不是不能运动，而是要适度、规律运动，以此来增加肌肉的力量与柔韧性，减少怀孕给脊柱带来的压力。而在众多运动中，和缓的散步、游泳和瑜伽是比较合适的。但是在进行之前要咨询医生，结合自身情况确定适合的时间与强度，不要盲目锻炼。

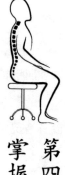

第四章

掌握养脊特色方，做自己的脊柱健康小助手

中医、中药是中华民族的瑰宝。药膳、药酒"寓医于食"，药浴、药枕、水疗等"寓医于生活各处"，按摩、拔罐、艾灸等中医外治疗法，更是安全可靠，在家庭中就可以自行操作的方法。本章教大家中医学里养护脊柱的小方法，让你成为自己的脊柱健康小助手。

药膳，吃对补骨强筋又益髓

药膳是在中医学、烹饪学和营养学理论指导下，严格按药膳配方，将中药与某些具有药用价值的食物相配伍，制作而成的美味食品，大家可以简单理解为药材与食材完美搭配的美食。

药膳"寓医于食"，既将药物作为食物，又将食物赋以药用，药借食力，食助药威，二者相辅相成，相得益彰，既具有较高的营养价值，又可防病治病、保健强身、延年益寿。下面介绍的这些药膳，均具有补骨、强筋、益髓的功效，对于养护脊柱有作用。

◎养护脊柱先填肾精

中医学认为，肾主骨生髓，骨骼的生长、发育、修复均依赖肾精的滋养。所以如果肾精充足，骨骼就充实健壮，肢体活动敏捷有力。相应的，脊柱也会更加健康。

芪枣羊骨粥　羊骨 1000 克，黄芪 30 克，红枣 10 枚，粳米 100 克，葱、姜、盐各适量。羊骨洗净，打碎；黄芪、红枣、粳米分别洗净；葱、姜切末。羊骨、黄芪、红枣放入砂锅，加适量水煎汤，去渣，加粳米煮至粥将成，加葱、姜末和盐调味，继续煮至熟即可。有补肾强筋、健脾益气的功效。

枸杞子叶羊腰粥　羊腰 1 只，羊肉 100 克，枸杞子叶 250 克，粳米 50 克，葱、盐各适量。羊腰剖洗干净，去内膜，切细；羊肉洗净切碎；枸杞子叶洗净，放入锅中加水煎汁去渣；粳米淘洗干净；葱切末。羊腰、羊肉、粳米、葱末一起放入枸杞子叶汁中煮粥，粥成时加盐调味即可。有壮元阳、补肾气、强筋骨的功效。

乌鸡参芪汤　乌鸡 1 只，党参、黄芪各 30 克，盐适量。乌鸡处理干净，切块，放入沸水中汆去血水，捞出冲洗干净。党参、黄芪洗净，放入干净的纱布中包好。两者一同放入砂锅中，加适量水武火煮沸，转文火慢炖至乌鸡肉熟烂，加盐调味即可。有益气补血、填精滋肾的功效。

黑豆猪骨汤 黑豆 50 克，猪骨 500 克，陈皮、姜、醋、盐各适量。黑豆淘洗干净，放入清水中浸泡 1 小时；陈皮泡软，去瓤；猪骨洗净，用刀背敲裂；姜切片。以上食材共同放入砂锅中，加适量清水武火煮沸，转文火慢煲至黑豆熟烂，汤浓稠，加盐调味，食用时加醋调味即可。有补肾活血、祛风利湿、养护脊柱等功效。

女贞子桑葚糕 面粉 200 克，白糖 60 克，女贞子 20 克，桑葚 30 克，鸡蛋 6 个，酵母适量。女贞子、桑葚洗净，放入锅中加水煎约 20 分钟取汁；鸡蛋打散。将面粉、酵母、鸡蛋液、白糖与药汁拌匀揉成团，做成块形糕，待发酵好后上笼蒸熟即可。有强筋壮骨、延缓衰老的功效。

◎健脾胃也可以养护脊柱

人体所需的营养物质都是通过脾胃将食物转化为水谷精微而来。只有脾运化水谷精微的功能旺盛，才能化生足够的精、气、血、津液，使脏腑、经络、四肢百骸以及筋肉皮毛等组织得到充分的营养，从而进行正常的生理活动。脊柱及其上面附着的肌肉也是如此，需要脾胃运化的水谷精微来营养，所以健脾胃也可以在一定程度上养护脊柱。

红枣莲子粥 红枣 10 枚，山药 30 克，莲子 15 克，大米 100 克。以上食材分别洗净，放入锅中加水煮粥即可。有益气健脾、补虚强体等功效。

桂枣山药汤 红枣 12 枚，山药 300 克，桂圆肉 15 克，白糖适量。红枣泡软，洗净；山药去皮，洗净，切丁。两者一同放入锅中，加清水煮沸，煮至熟软时放入桂圆肉、白糖，继续煮至桂圆肉熟烂即可。有补脾和胃、益气养血等功效。

黄芪汽锅鸡 黄芪 20 克，母鸡 1 只，葱、姜、盐、味精、料酒、花椒各适量。母鸡处理干净；黄芪洗净；葱切段，姜切片。以上食材一同放入锅中，加清水、料酒、花椒武火煮沸，加盐，转文火慢炖至母鸡熟烂，加味精调味即可。有补中益气、补精填髓等功效。

牛肉健脾丸 瘦牛肉 250 克，山药、莲子、茯苓、小茴香籽各 200 克，干枣 100 克。牛肉焙至焦黄，研为粉末；小茴香下锅炒至膨胀有香味逸出，盛出晾凉；山药晒干，与莲子、茯苓、小茴香一起研为粉末；红枣洗净，放入锅中隔水蒸熟，搅碎成泥。将所有食材混在一起搅拌均匀，揉成如枣核一般大小的丸状。每次 8 丸，每日 3 次，有健脾和胃、强壮筋骨、滋肝补肾等功效。

◎补肺气以养护脊柱

中医学认为，气是构成人体和维持人体生命活动的基本物质之一，由肾中精气、脾胃吸收运化水谷之气和肺吸入的清气结合而成。气有推动、温煦、防御和固摄的作用，而人的一身之气皆为肺所主，肺气又通于五脏，对于养护骨骼有一定作用。所以调养肺气也是养护脊柱的方法之一。

山楂核桃饮 山楂 50 克，核桃仁 150 克，冰糖适量。核桃仁洗净，放入清水中浸泡 30 分钟，捞出放入榨汁机中，加适量凉开水磨成浓浆，再加适量凉开水稀释搅拌备用；山楂洗净，放入砂锅中，加适量水中火煎熬 3 次，每次 20 分钟，滤渣取汁继续煎煮至 1000 毫升的浓汁。山楂汁倒入砂锅中，加冰糖，边煮边搅拌至冰糖溶化，缓缓倒入核桃仁浆，边倒边搅拌均匀，继续煮至微微沸腾即可。每日 2 次，兑水或者直接适量饮用。有补肺气、生津液的功效。

杞汁麻鸭脯 鸭脯肉 300 克，枸杞子 15 克，莴笋、黄瓜各 50 克，葱、盐、白糖、料酒、淀粉、水淀粉各适量。鸭脯肉洗净，控干水分，切片，加盐、料酒搅拌均匀，腌制入味，加淀粉挂浆，放入温热的油锅中滑熟后备用；枸杞子放入搅拌机中打碎，过滤取汁；莴笋、黄瓜分别处理干净，切片。锅中倒入适量油烧热，放入葱末爆香，加笋片稍炒，加盐、白糖、枸杞子汁翻炒均匀，加鸭脯肉、黄瓜片翻炒均匀，加水淀粉勾芡即可。有滋肾润肺、补肝明目、开胃利水等功效。

◎疏通肝气来养骨

中医学认为，肝为风木之脏，主疏泄而藏血，肝气主生发，喜条达而恶抑郁，与其他脏腑联系紧密。比如，身体出现肾阴不足，就会进一步导致肝阴不足，阴不制阳而导致肝阳上亢，出现腰膝酸软、头重脚轻、眩晕耳鸣、肢体麻木等影响脊柱健康的症状。所以疏通肝气也是养护脊柱的根本方法之一。

芹菜炒莲藕　芹菜、莲藕各100克，葱、姜、盐、味精各适量。芹菜择洗干净，切段；莲藕去皮，洗净，切片；葱切末，姜切丝。锅中倒入适量油烧热，放入葱末、姜丝爆香，加芹菜、藕片翻炒均匀，加盐，翻炒至熟，加味精调味即可。有解郁调经、疏通肝气等功效。

猪肝绿豆粥　猪肝80克，绿豆50克，粳米100克，盐适量。猪肝剖洗干净，切条；绿豆、粳米分别淘洗干净。锅中倒入适量水，加绿豆、粳米武火煮沸，转文火煮至八成熟，加猪肝继续煮至熟，加盐调味即可。有补肝养血、清热明目等功效。

玫瑰花糕　糯米粉150克，大米粉350克，核桃肉25克，红枣50克，绵白糖30克，药用干玫瑰花6克。红枣洗净，去核，切丁；核桃肉洗净，切丁；玫瑰花瓣碾碎。糯米粉、大米粉放入盆中，加红枣、核桃肉、玫瑰花、绵白糖和适量水搅拌均匀，揉成面团，做成糕状，上蒸笼蒸25分钟即可。有疏肝理气、健脾暖胃等功效。

◎养心血也能养脊柱

中医学认为，心主血脉、主神志，心气充沛则可以推动和调节血脉循环于脉中，周流全身，发挥营养和滋润作用，对于养护骨骼起决定作用。

木耳红枣粥　泡发木耳100克，红枣50克，粳米300克，冰糖适量。泡发的木耳去蒂，撕成小叶；红枣、粳米分别洗净。锅中倒入适量水武火煮沸，加粳米、红枣再次煮沸，转文火，加木耳、冰糖熬煮成粥即可。有补气活血、强身健体等功效。

归参山药拌猪腰　当归、党参、山药各10克，猪腰500克，姜丝、蒜末、酱油、醋、香油、盐各适量。猪腰去掉筋膜，剖洗干净；当归、党参、山药分别洗净，放入纱布袋中扎紧口。猪腰、药包一同放入砂锅中，加水炖至猪腰熟透，捞出冷却，切成薄片，放在盘子里，加姜丝、蒜末、酱油、醋、香油、盐搅拌均匀即可。有补肾益气、养血活血等功效。

榴莲炖鸡　榴莲、核桃仁、红枣各50克，鸡1只，姜片、盐、味精各适量。鸡处理干净，放入沸水中焯5分钟，捞出切块；核桃仁用水浸泡，去除油味；红枣洗净，去核；榴莲去嫩皮，取汁。把以上食材放入锅中，加水武火煮沸，加姜片继续煮沸，转文火煲至鸡肉熟烂，加盐、味精调味。

按摩，养护脊柱的常用方法

按摩是以中医学的脏腑、经络学说为理论基础，并结合一定的西医解剖和病理诊断，采用一定的手法作用于人体体表的特定部位的中医外治疗法。

据研究表明，脊柱功能紊乱是造成颈、肩、腰、腿及其他各种疾病的重要原因，所以脊柱出现问题时，通过按摩不仅可以缓解颈椎僵直、腰椎酸痛、腿疼等不适，还可以有效改善相应内脏的功能。尤其是脊柱两旁有对人体健康至关重要的任督二脉。中医学认为，督脉是阳脉之海，总督一身之阳气；任脉是阴脉之海，主管一身之阴血。任督二脉皆起始于小腹部，沿背部的脊柱上行，与肾相连。人们常说肾为人体之本，其实与任督二脉为人体阴阳之本殊途同归。通过按摩方法调理脊柱，可以刺激脊柱的神经、肌肉以及周围的经络，对人体产生作用，缓解脊柱的疼痛、改善相应脏器的功能。

◎养肾按摩法，为养护脊柱奠定基础

Step1. 摩丹田（图4-1）。手掌搓热，置脐下3寸下丹田处按摩3～5分钟。

Step2. 摩腰眼（图4-2）。手掌搓热，在背侧腰眼处按摩3～5分钟。

Step3. 推脊柱。先沿背部督脉（图4-3）点按诸穴1遍，然后重点按揉命门、身柱穴各1分钟，再自下而上用掌推至皮肤微微发热。之后沿脊旁0.5寸夹脊穴处，用中指、食指指腹向上推至大椎穴处。最后沿着督脉旁边的膀胱经推，由下往上推至大椎穴即可。

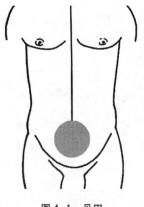

图4-1　丹田

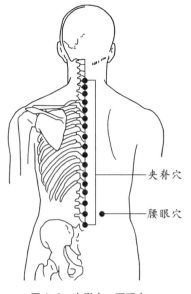

图4-2 夹脊穴、腰眼穴

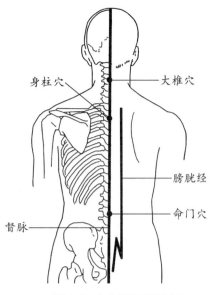

图4-3 背部督脉及膀胱经

图片为背部督脉及膀胱经。其中重点按揉的命门穴在第2腰椎棘突下凹陷中；身柱穴位于第3胸椎棘突下凹陷中；腰眼穴位于第4腰椎棘突下，旁开约3.5寸凹陷中；夹脊穴当第1胸椎至第5腰椎棘突下两侧，后正中线旁开0.5寸，一侧17个穴位。

Step4. 擦腰骶。用手掌或小鱼际擦腰骶部，以透热为度。

Step5. 揉下肢。沿肾经揉小腿内侧1～3分钟，再沿胃经揉小腿前外侧1～3分钟。

Step6. 按揉足三里穴（图4-4）。用拇指按揉足三里穴1～3分钟。

足三里穴在小腿外侧，犊鼻下3寸，犊鼻与解溪连线上。

Step7. 按揉百会穴（图4-5）。用手指按揉头顶正中百会穴1分钟。

百会穴位于后发际线正中直上7寸，当两耳尖直上，头顶正中。

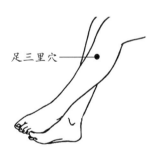

图4-4 足三里穴

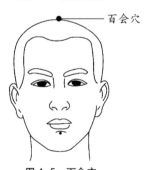

图4-5 百会穴

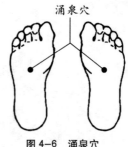

图4-6 涌泉穴

Step8.擦涌泉穴（图4-6）。用拇指擦涌泉穴，以透热为度。

涌泉穴在足底部，蜷足时足心最凹陷处，约当足底第2/3跖趾缝纹端与足跟连线的前1/3与后2/3交点上。

以上方法可以补肾壮阳、养脑增智、壮骨强身、促进生长发育，对于养护脊柱有一定效果，日常生活中可常做。

◎身体不同部位按摩法，每个部位都关乎脊柱健康

1. 颈椎按摩

Step1.取坐立位，四指拨揉颈侧肌群，放松颈部肌肉。

Step2.取坐立位，重点揉按或深压天柱穴（图4-7）、风池穴和完骨穴（图4-8）。

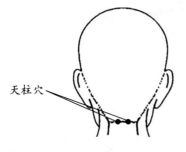

图4-7 天柱穴

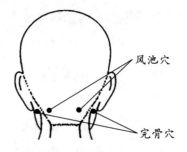

图4-8 风池穴、完骨穴

天柱穴在颈部，大筋（斜方肌）外缘之后发际凹陷中，约当后发际正中旁开1.3寸。风池穴在颈后部，当枕骨之下，胸锁乳突肌上端与斜方肌上端之间的凹陷处。完骨穴在头部，耳后乳突的后下方凹陷处。

Step3.取坐立位，按摩者站于被按摩者后方，从颈部向两侧做伸展按摩，放松颈肩两侧的肌群。

以上方法可以缓解颈部不适，并缓解由颈椎问题引起的头痛、头晕、失眠等症状。其中步骤1和步骤2可以自行操作，但是步骤3需要别人帮忙。

2. 脊柱（背部）按摩

Step1. 取俯卧位，按摩者用大拇指在背部每个棘突棘间韧带做左右横拨交替手法。

Step2. 取俯卧位，按摩者从大椎穴开始，顺着脊柱旁开 0.5 寸往下，做拨筋按摩手法，至骶骨处。

Step3. 取俯卧位，按摩者沿背部左右两条膀胱经（图 4-9），双手四指弯曲，从上而下直线深推按摩至臀部。

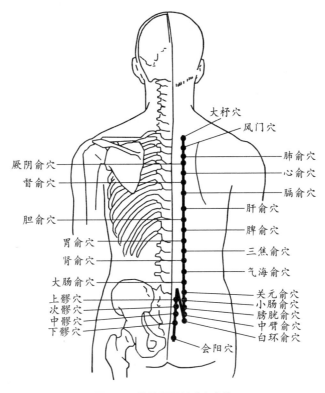

图 4-9　膀胱经及其重点穴位

Step4. 取俯卧位，按摩者沿脊柱两侧，双手十指掌面平滑推至身体两侧边线部位。

以上方法可以有效促进血液循环，提高肌肉兴奋性，消除脊柱的酸痛感，缓解精神疲劳。因为背部穴位的受力面积比较大，所以用拇指取穴，且按摩的力度要持久、有力、均匀。按摩时注意观察被按摩者的反应或询问其感受，以便及时调整力度。

3. 腰臀部按摩

Step1. 取俯卧位，按摩者左手掌面置于被按摩者肩胛骨内侧缘，右手掌面置于被按摩者腰臀部，呈对角方向同时伸展，舒展腰肌。

Step2. 取俯卧位，按摩者双手手掌重叠，深压臀大肌。

Step3. 取俯卧位，按摩者用手肘根按揉被按摩者的环跳穴（图4-10）。

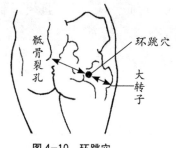

图4-10 环跳穴

环跳穴位于股骨大转子最高点与骶管裂孔连线的外1/3与内2/3的交点处。

以上方法可以促进腰部气血运行，消除腰肌疲劳，缓解腰酸腰疼等症，使腰部健壮有力，活动灵活。不过人体的腰部比较柔软，穴位分布也非常密集，用掌心来按摩更容易掌握力度。而且按摩腰部的时候力气不要过大。除此之外，遇到瘀堵点，即被按摩者感觉有压痛的点时要重点按揉，以便疏通经络。

4. 上肢按摩

Step1. 揉颈肩。用掌指自颈侧向下捏揉至肩部10次左右。

Step2. 按揉肩井穴（图4-11）。用手指按揉肩井穴1～3分钟，之后按揉岗上、下窝部1～3分钟。

肩井穴位于大椎与锁骨肩峰端连线的中点。

Step3. 拿揉三角肌。用五指拿揉肩头隆起的三角肌1分钟。

Step4. 按揉肩髃（图4-12）、肩髎（图4-13）、肩贞穴（图4-14）。用拇指指腹按揉肩髃穴，并向下按揉结节间沟处。之后按揉肩髎、肩贞穴各1～2分钟。

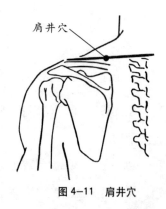

图4-11 肩井穴

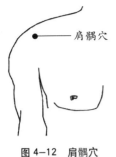

图 4-12 肩髃穴

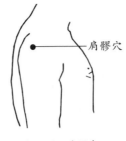

图 4-13 肩髎穴

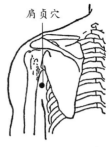

图 4-14 肩贞穴

肩髃穴在肩峰前下方，当肩峰与肱骨大结节之间的凹陷处。肩髎穴在肩部，肩髃后方，当臂外展时，于肩峰后下方呈现凹陷处。肩贞穴位于肩关节后下方，腋后纹头上1寸。

Step5.摇肩。屈肘，顺、逆时针摇动肩部各10次左右。

Step6.搓揉上肢。用两手自肩部开始，向下搓揉至腕部。如果自己操作，可以先按一边上肢的内侧，再搓揉外侧，之后换另一边上肢进行即可。

Step7.点按曲池穴（图4-15）、少海穴（图4-16）。用拇指、食指分别按住曲池穴、少海穴，并屈伸肘关节10次左右。

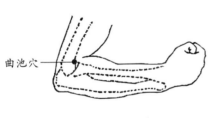

图 4-15 曲池穴

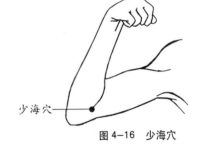

图 4-16 少海穴

曲池穴位于尺泽与肱骨外上髁连线的中点处。少海穴屈肘，位于肘横纹头内侧端。

Step8.揉腕，点揉外关穴（图4-17）。用拇指指腹按揉腕横纹处各穴，并点揉外关穴1～3分钟。

外关穴位于腕背横纹上2寸，尺桡骨之间。

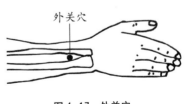

图 4-17 外关穴

Step9. 摇腕。一手握住腕部，一手握住手指，顺、逆时针摇腕关节各10次左右。

Step10. 揉掌指关节。用两指依次按揉掌指关节部，以掌侧面为重。

Step11. 捋指。用拇指和弯曲的食指捋抻各指头10次。

Step12. 叩指。两手十指自然弯曲，指尖垂直向下叩击30次。

以上方法虽然有一两个步骤可以自己操作，但是请专业人士进行操作效果会更好，也更方便。上肢按摩有疏通肩颈部、上肢部经络的作用，对于缓解颈椎不适有促进作用。

5. 下肢按摩

Step1. 拿揉大腿。用五指拿揉大腿各肌群，以股四头肌为重点。

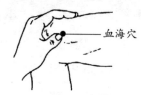

图4-18　血海穴

Step2. 捏拿血海穴（图4-18）、梁丘穴（图4-19）。用拇指、食指捏拿血海、梁丘穴各10次。

血海穴在股前区，髌底内侧端上2寸，股内侧肌隆起处。梁丘穴在伸展膝盖用力时，筋肉凸出的凹洼处。

Step3. 揉髌骨。先用掌心按揉髌上1~3分钟，之后用拇指指腹揉按髌周1~3分钟。

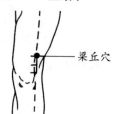

图4-19　梁丘穴

Step4. 按揉委中穴（图4-20）。用拇指指腹按揉委中穴1分钟，并屈伸膝关节10次。

委中穴位于腘横纹中点。

Step5. 推揉足三里穴（图4-21）。用拇指沿胫前外侧1横指处的足阳明胃经自膝眼向下至脚踝推揉3分钟，之后重点推揉足三里穴2分钟。

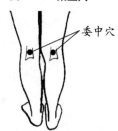

图4-20　委中穴

足三里穴在小腿外侧，犊鼻下3寸，犊鼻与解溪连线上。

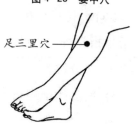

图4-21　足三里穴

Step6. 拿小腿。用五指拿小腿后侧肌群 2 分钟。

Step7. 拿三阴交穴（图 4–22）。用三指自三阴交穴至太溪穴（图 4–23）拿揉 1 分钟。

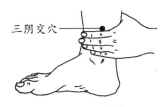

图 4–22　三阴交穴

三阴交穴在小腿内侧，内踝尖上 3 寸，胫骨内侧缘后际（图中所示为简便取穴方法）。太溪穴位于足内侧，内踝后方与脚跟骨筋腱之间的凹陷处。

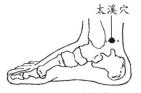

图 4–23　太溪穴

Step8. 摇踝。一手握足趾，一手托足跟，顺、逆时针摇晃踝关节各 10 次。

Step9. 屈足。手握足，使脚踝屈曲或拉伸到能承受的最大范围，并维持 10 秒，之后放松，再进行 1 次。每次可以做 5 组。

Step10. 屈趾。手扳脚趾，做屈曲或拉伸动作 10 次。

Step11. 擦涌泉穴（图 4–24）。用拇指指腹搓擦涌泉穴，以透热为度。

涌泉穴在足底部，蜷足时足心最凹陷处，约当足底第 2、3 跖趾缝纹端与足跟连线的前 1/3 与后 2/3 交点上。

Step12. 叩腰臀。用拳头背部叩击腰骶部及臀部 30 次。

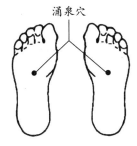

图 4–24　涌泉穴

以上方法可以自己进行，也可以找专业人士进行。有疏通下肢经络、气血的作用，并可以缓解脊柱不适造成的下肢放射痛。

◎按摩注意事项

1. 按摩前要充分了解按摩的适应证和禁忌证

按摩的适应证包括指关节挫伤、腕关节扭伤、腰肌扭伤、腰椎间盘突出症、膝关节韧带损伤等闭合性的关节及软组织损伤；颈肌劳损、背肌劳损、腰肌劳损、网球肘、跟腱炎等肌肉和韧带的慢性劳损；颈椎骨质增生、腰椎骨质增生、膝关节骨性关节炎、跟骨骨刺等骨质增生性疾病；三叉神经痛、面神经麻痹、肋间神经痛、坐骨神经痛等周围神经疾病；神经官能症、气管炎、胃炎、十二指肠溃疡、高血压、糖尿病、冠心病、头痛等内科疾病；近视、眼睑下垂、耳鸣、咽喉炎等五官科疾病；黄褐斑、痤疮等皮肤病；月经不调、痛经、乳腺炎等妇科疾病；小儿消化不良、小儿便秘、小儿腹泻等儿科疾病。

禁忌证包括诊断不明的急性脊柱损伤或伴有脊髓症；恶性贫血、紫斑病、体内有置换的金属类固定物等容易引发出血的情况；骨髓炎、化脓性关节炎、急性传染病、原发性或继发性肿瘤等急性、危重病情；湿疹、癣、疱疹、烧烫伤、脓肿等皮肤病和皮肤破损；体质虚弱、久病、极度疲劳和饥饿、饭后和沐浴后 1 小时内、情绪激动、醉酒、昏迷等情况。

2. 按摩要循序渐进

按摩时应注意先轻后重、由浅入深、轻重适度三个原则，以感觉轻微酸痛，但完全在承受范围内最好。千万不要使用蛮力，认为这样效果更好，殊不知过重、过急的按摩不仅达不到治疗效果，还有可能擦伤皮肤或损伤筋骨。

3. 注意保持放松

按摩时身体和精神都要尽量放松，保持呼吸自然，以免紧张状态影响按摩效果。

4. 了解突发情况的应对方法

按摩过程中如果因为用力过重或动作不当，导致头晕、恶心、心慌、面色苍白、出冷汗或虚脱等突发状况时，应立即停止按摩，并掐人中或十宣、点按内关穴等进行急救，可以喝糖水来缓解不适。如果休息十几分钟依然没有得到缓解，则应及时入院检查治疗。

拉筋，养护脊柱轻松又方便

拉筋是通过利用人体的体重和施力方向的反向运动，借着拉筋的不同角度变化，把人体的体重转化为拉筋的力道，充分帮助人体全身筋脉拉伸舒缓的一种保健方法。人从出生到死亡，是一个由软变硬的过程，而拉筋可以使我们的筋骨变柔，甚至令脊柱上的错位缓慢得以复位。也就是说，拉筋可以使我们"骨正筋柔，气血自流"。

不过拉筋看似简单，随便在家里或者办公室找个门框、墙就可以辅助完成，但是只有真正拉筋之后，才会感到全身酸胀、微疼，又莫名有点舒服的感觉，所以拉筋不是那么简单，更不能急于求成，否则不仅无效，还容易造成身体损伤。

◎ 拉筋常用方法

1. 立位拉筋法

（1）开门见喜法（图 4-25）。找一个门框，双手扶住两边，身体与门框平行，头部直立，两眼平视前方；一脚在前站成弓步，另一脚在后腿尽量伸直；用力伸展双臂，直至有紧绷感，以此姿势站立 3 分钟，然后再换另一条腿站弓步 3 分钟，然后随着练习时间逐渐延长至 10 分钟即可。

（2）爬墙练习法（图 4-26）。找一面墙，面对墙壁蹲下，双手或单手沿墙壁缓缓向上爬摸，尽量拉伸整个身体后再缓缓退下，回到原处，反复进行 20 次以上或者以

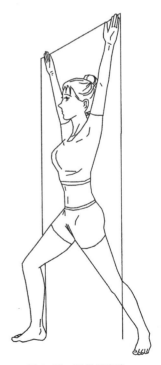

图 4-25　开门见喜法

一侧手指越过头顶摸对侧耳朵，两手交替进行，每天反复 20 次以上即可。

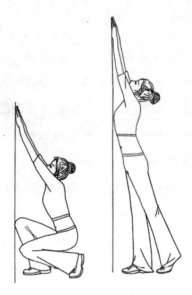

图 4-26　爬墙练习法

（3）金鸡独立法（图 4-27）。两眼微闭，双脚分开与肩同宽，两手自然垂放在身体两侧，抬起一只脚放在膝盖上方的大腿内侧，单腿站立 1 分钟，然后换腿进行，每天重复 3 次即可。

立位拉筋法可以拉肩胛部、肩周围、背部、颈椎及其相部分的筋腱、韧带，对于缓解肩颈痛、肩周炎、背痛和颈椎病等病症效果特别明显。

2. 坐位拉筋法

（1）天王托塔法（图 4-28）。坐在地板上，双手上举高过头顶，掌心向上，沉肩屈肘；舌抵上颚，调匀鼻息；吸气时，

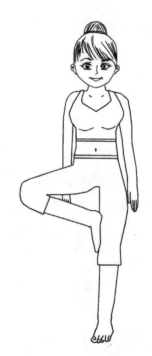

图 4-27　金鸡独立法

双手用力尽量上托，直至有紧绷感；呼气时，全身放松，两掌向前下翻，将手掌在腰部收拳，拳心向上，重复8～20次即可。

（2）脚心相对法（图4-29）。坐在地板上，弯腿，直至双脚心相对、靠拢，然后双腿放松朝向地板，双手握住脚尖，手肘放在大腿上，施加力量让大腿缓缓向地板靠拢，直至大腿肌肉感到紧绷为止，停留10秒，双腿放松再进行下一次，每天重复3次即可。

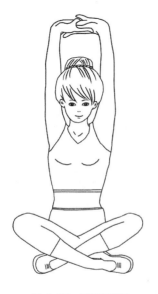

图4-28 天王托塔法

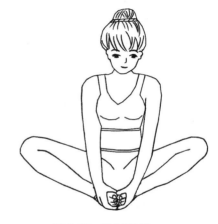

图4-29 脚心相对法

（3）单腿弯曲法（图4-30）。坐在地板上，左腿伸直，右腿跨过左腿呈弯曲状，右手放在地板上支撑身体，左手扶着右腿膝盖向内推，以肌肉有紧绷感为宜，停留10秒，换腿进行，每次重复3遍。

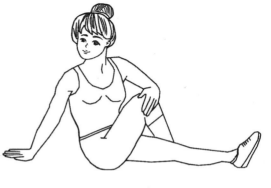

图4-30 单腿弯曲法

坐位拉筋法对于背部、腿部的筋腱、韧带有很好的拉伸作用，而且操作起来更加方便，刚开始练习拉筋时可以从坐位拉筋法开始。

3. 卧位拉筋法

（1）椅子辅助法（图 4-31）。将两张安全稳妥、平坦的椅子（或如图所示的专业拉筋床）摆放在墙边或门框处，坐在靠墙或门框的椅边上，臀部尽量移至椅边，仰卧，左脚伸直倚在墙柱或门框上，右脚屈膝落地，尽量触及地面，双手举起平放在椅子上，上抬的脚用力让膝盖腘窝压向墙壁或柱子，下放的脚则尽力平踩到地面，同时膝盖靠向墙壁或门框，保持 10 分钟。之后移动椅子至另一面，再按照上述方法，换腿坚持 10 分钟。

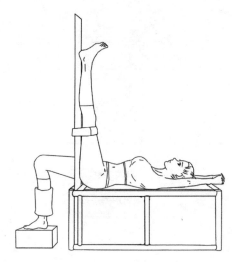

图 4-31　拉筋床

（2）双手抱腿法（图 4-32）。仰卧，双手抱住膝盖，将大腿往胸部方向拉，过程中背部平贴地面不动，停留 10 秒，放松，再重复 2 次即可。

（3）颈部拉筋法（图 4-33）。面朝上平躺于床或长凳上，将头伸到床沿或凳沿外，双手也尽量向后伸展，让头部的重量牵引头部下垂 5 ~ 8 分钟。

图 4-32　双手抱腿法

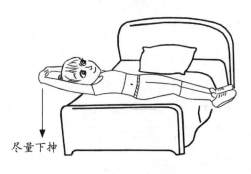

尽量下抻

图 4-33　颈部拉筋法

颈部拉筋法主要用于缓解和治疗驼背、颈椎强直、胸闷、肩周炎等各种颈椎、肩背、胸椎相关疾病。如果胸椎也有问题，可以将颈椎下方的胸椎部分也延伸至床外，则对治疗胸椎及心、肺等相关脏腑也有效。

◎拉筋注意事项

1. 拉筋的常规原则

拉筋最好在每天晚上睡觉之前进行，这样既能放松身体，又能帮助促进睡眠；拉筋之前必须先热身，比如利用原地慢跑使体温增加，提高拉筋成效，减小受伤概率；拉筋时动作要缓慢而温和，千万不可猛压、急压或别人施加外力帮忙，否则容易用力不当而导致身体损伤；拉筋的程度以感觉有张力或酸胀为宜，一般不要到痛的程度，否则容易受伤；拉筋要循序渐进，长期坚持，比如从 3 分钟开始，慢慢地增加时间，并每天坚持，只有这样才能看到效果。

2. 拉筋禁忌证

拉筋要遵循人体自然规律，而非挑战自我。凡是有高血压、心脏病、骨质疏松症等疾病以及长期体弱、大病初愈的人一定要遵医嘱，不可擅做拉筋锻炼，以免适得其反。除此之外，中老年人肌腱弹性差，更容易造成不必要的损伤，严重时甚至会导致肌腱部分撕裂，造成肢体肿胀、皮肤瘀斑等，所以拉筋更要适可而止。

瑜伽，安全又和缓的养"脊"运动

瑜伽源于古印度，是一种探索"梵我合一"的哲学派别。现代人所说的瑜伽，是指运用调养身体、塑造体形的体位法、调息的呼吸法和调心的冥想法等达到身心和精神和谐统一的一种运动方式。我们可以看到，经常练习瑜伽的人，很少出现驼背、鸡胸、颈椎病。这是因为瑜伽本身就是一种安全又和缓的养"脊"运动。因此，准备好瑜伽垫，开始做瑜伽吧。

◎养"脊"瑜伽可常做

1. 脊柱扭转式

Step1. 坐立，双腿向前伸直，左腿屈膝，呈盘腿状，右腿绕过左腿，呈三角交叉状。

Step2. 呼气，右手放在臀部后侧，支撑身体，左手压在右膝外侧，向右扭转身体。

Step3. 吸气，在自己能承受的范围内尽量向右扭转身体，保持20秒自然呼吸（图4-34）。然后按照同样的方法换另一侧进行即可。

此动作可以伸展脊柱，强化颈部肌肉，放松肩关节，预防背痛。因为有一定难度，所以练习之前要做好热身运动，进行过程中注意背不要弯曲，扭转时要循序渐进。以免过于激进造成扭伤。

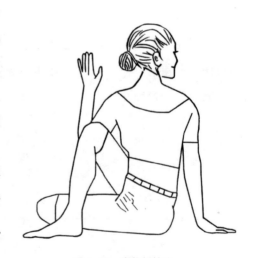

图 4-34　脊柱扭转式

2. 猫弓背式

Step1. 跪下，后臀部坐在脚后跟上，上体保持正直，双手自然地放在腿上，肩、手臂放松。

Step2. 抬起臀部，双膝跪地，双手与肩同宽，支撑地面。

Step3. 吸气，抬头，塌腰，塌背，臀部向上翘起。保持 5～10 秒（图4–35）。

Step4. 呼气，低头，脊柱呈弓形，拱背，保持 5～10 秒（图4–35）。

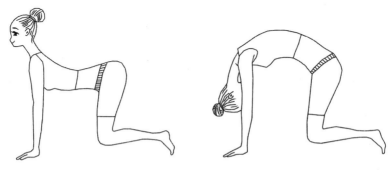

图 4–35 猫弓背式

此动作可以柔软颈、肩、背、腰部脊柱，滋养女性的生殖系统，缓解痛经，纠正白带及月经不调，利于子宫复位和产后恢复，促进消化，改善血液循环，消除腹部多余脂肪等。每次重复做 5～10 次，放松休息，每周有 3～4 天抽时间做这个动作，长期坚持效果更好。

3. 眼镜蛇扭动式

Step1. 俯卧在地上，双手手掌平放在胸部两侧的地板上。

Step2. 吸气，伸臂抬起身体，直至双臂完全伸直为止。

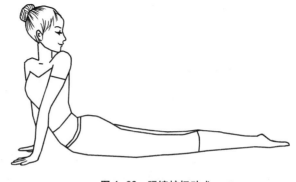

图 4–36 眼镜蛇扭动式

Step3.把头转向右方，双眼注视左脚的脚跟，保持这一姿势 5～10 秒；然后，把头转向左方，双眼注视右方的脚跟（图 4-36）。

此动作可以增强脊柱弹性和灵活性，特别是背部上端及中间部分。增加脊柱的血液循环，伸展脖子和肩膀肌肉。同时对肠道和腹部器官特别有益。练习时需要注意的是，无论头转向哪个方向，上半身都要向那个方向略微转动一点。

4. 鱼式

Step1.平躺，双腿伸直并拢。

Step2.吸气，拱起背部，把身体躯干抬离地面，胸口上顶，抬头，轻轻地让头顶紧贴地面。

Step3.双臂伸直，呈合十状，双脚同时抬离地面，保持 10 秒，放松（图4-37）。

Step4.重复以上动作 5～6 组。

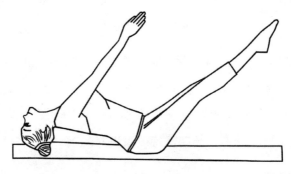

图 4-37　鱼式

此动作可以放松髋关节，刺激内分泌腺体分泌物质，调整甲状腺、脑垂体的功能，促进身体正常发育，纠正驼背，消除肌肉紧张等。有便秘者饮 3 杯水之后再做效果更好。

5. 侧角伸展式

Step1.站立面向前方，双腿尽量分开，双手侧平举与肩同高，手心向下。右脚向外打开 90°，左脚收回 30°，呼气，右膝弯曲，大腿与地面平行，左膝膝盖伸直。

Step2. 沿右腿外侧放低右手手臂，手放在脚外侧地上。脸向上转，左手臂向头侧前方伸展，上臂贴太阳穴部位（图4-38）。

Step3. 保持30~60秒，平稳地呼吸，吸气起身，重复另一侧。

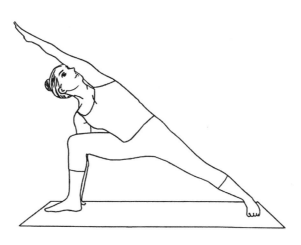

图4-38 侧角伸展式

此动作可以通过扭动的姿势增加对背部和脊柱神经的血液供应，减轻关节疼痛、坐骨神经痛，加强对两踝、小腿、双膝、大腿的滋养，减少腰部脂肪。在练习时要集中注意力伸展背和脊柱，胸向上方和后方伸展，最终做到胸、髋、臂形成一条直线，这样效果会更好。

◎练习瑜伽的注意事项

1. 不要冒然做高难度动作

在用瑜伽养护脊柱之前，首先要做好热身运动，其次要从简单的动作开始练起。不要一开始就做高难度的动作，比如瑜伽中的倒转姿势可能让颈椎过分紧张，限制血液流入大脑等，对初学者来说并不是养护脊柱的好方法。而且绝大多数瑜伽动作都是伸展身体的，尤其是在做伸展颈部的动作时，要注意承受力，切不可过度追求动作而导致拉伤。

2. 选择专业的老师任教

简单的瑜伽动作可以自己跟着图书、视频等练习，但是想要达到养生功效，最好是找专业的老师任教，这样才能更了解自己的身体情况，及时调整动作，使其更适合自己练习。而在选择专业老师的时候，不要只关注老师的身体是否柔软，体式做得是否漂亮，而是要观察老师对学员的关注程度。如果这个老师知道如何观察学员的反应，知道怎么去了解学员的情况并合理引导，能够为不同层次的学员制定更贴合、安全且有效的练习方法，就是一个专业的老师。

艾灸，让你的脊柱暖而不病

艾灸是点燃用艾叶制成的艾炷、艾条等，熏烤人体穴位的一种中医外治疗法。其原理是利用艾热来刺激体表的穴位或特定部位，有温经散寒、通经活络等功效。经常艾灸背部，可以让我们的脊柱常年"温暖如春"，不生病。

艾灸背部，并不是没有目标盲目艾灸，而是灸督脉。督脉位于人体后背的正中线上，我们可以通俗地理解为从颈椎到尾骨这段脊柱。给督脉施灸，相当于给整个脊柱施灸。因为我们可以借助督脉总督阳气的作用，激发出人体自身的阳气，又将这种温热通过脊柱传递到全身各处组织器官，不仅有利于脊柱的健康，还能提升全身正气，降低患病概率。

一般情况下，艾灸之前要先选好艾灸的材料，即艾叶。中医学上有"三年陈艾"的说法，意思是艾灸最好用三年的陈艾，这样的艾叶属纯阳之性，可以回垂绝之阳、通十二经、走三阴、理气血等，相较于新艾来说效果更好。

◎ 常灸督脉养脊柱

1. 施灸位置

所谓的施灸位置，是指施灸的穴位，灸督脉要选择的穴位是大椎穴至腰俞穴。

2. 施灸步骤

Step1. 选择体位。在温暖的室内，被艾灸者裸背部俯卧于床上。

Step2. 准备工作。常规消毒后，在治疗部位涂抹生姜汁，撒上督灸粉，使之呈线条状，再在其上覆盖桑皮纸，然后再在桑皮纸上铺生姜泥。生姜泥形状如下宽上窄的梯状。

Step3. 正式施灸。在姜泥上面放置三角锥形的艾炷，点燃艾炷上、中、下三点，连续灸治3次后把姜泥和艾灰去除，用湿热毛巾把治疗部位擦干净。

Step4. 放泡。灸疗后局部皮肤红润，大部分人群会在4～6小时后慢慢起小泡。如果起泡，第二天放掉水泡中的液体，使其变为灸痂即可。灸痂一般 3～5 天会脱落。放泡时，要用 75% 的酒精棉球自上而下进行常规消毒 3 遍后，用消毒针头下缘平刺，泡液自然流出，再用消毒干棉球按压干净。

以上灸法 1 个月治疗 1 次，3 次为 1 个疗程。可以疏通督脉、补充阳气，不仅可以作为脊柱的日常保健方法，还可以防治强直性脊柱炎、类风湿性关节炎、腰椎间盘突出症、骶髂关节炎、老年性骨质疏松症、股骨头坏死等。对于健康和"亚健康"的人群来说，经常艾灸督脉也可以平衡阴阳，调整虚实，起到很好的预防与保健作用，即中医学提倡的"治未病"保健养生思想。

◎艾灸注意事项

1. 艾灸的用量和顺序

所谓灸量就是施灸时向体内导入的热量，这主要取决于施灸时间长短、施灸的面积大小及施灸时所达到的热度。施灸的时间长短主要由疾病种类、病情轻重、患者体质等多方面因素决定；施灸的面积大小和施灸时所达到的热度主要由所用艾炷的大小，壮数的多少决定。

施灸的一般顺序是：先灸上部，后灸下部，先灸背部，后灸腹部，先灸头身，后灸四肢，先灸阳经，后灸阴经；施灸壮数先少后多，施受艾炷先小后大。如不按顺序施灸，先灸下部，后灸头面，患者可能会出现头面烘热、口干咽燥等不适感觉。不过上面所说的顺序属于一般顺序，在施灸时还需结合病情，因病制宜，不可拘泥于施灸顺序。

2. 艾灸的标准

艾灸以无损伤灸为标准。无损伤灸是利用温度、灸材的化学物质、光线等给皮肤一定量的刺激，以达到治疗效果的一种方法。这种方法其实对于皮肤的角质层和透明层有一定的破坏作用，但是这种破坏程度比较弱，肉眼也不易看清，所以称为无损伤灸法。无损伤灸法的优点是没有明显的灼痛感，灸后不起疱、不留瘢痕，仅出现皮肤潮红，易于接受。

3. 艾灸后的护理

如使用艾炷直接灸后可能会损伤皮肤组织，产生化脓、水疱现象。此时要注意疮面护理。局部出现水疱时，若水疱小，不必挑破，5～8天即可自然吸收；若水疱较大，可用消过毒的注射器或消毒针将疱内液体抽出，涂上消炎膏、烫火膏，然后用消毒纱布覆盖固定加以保护，直至水疱愈合。

4. 禁灸穴

凡是不可施灸的穴位称为禁灸穴。关于禁灸穴，我国诸多医学古籍中均有记载。古籍中记载的禁灸穴共有47个，随着医学进步，艾灸方法的改进，这些禁灸穴大部分都成为可以灸治的穴位。现代医学认为，只有睛明、素髎、人迎、委中四穴为禁灸穴。

5. 艾灸的其他禁忌

极度疲劳、过饥、过饱、酒醉、大汗淋漓、情绪不稳定或女性经期等情况下不适合艾灸；无自制能力的人、身体极度虚弱的人、极度消瘦的人不可以艾灸；皮薄、肌肉少、筋肉结聚的部位，孕妇的腰骶部、下腹部，男性和女性的乳头、阴部，关节部位等不可以直接灸；某些传染病、高热、昏迷、抽搐等患者不可以艾灸。

拔罐，找专业的中医师来帮忙

　　拔罐是以罐为工具，利用燃火、抽气等方法产生负压，使之吸附于体表，造成局部瘀血，以达到通经活络、行气活血、消肿止痛、祛风散寒等作用的疗法。由于抽气管操作简便，排除了烫伤皮肤或其他安全隐患，在家庭中被广泛采用。但是，如果脊柱已经出现问题，还是建议找专业的中医师来进行拔罐。专业的中医师选取的穴位更精确，可以熟练操作技术难度比较大的火罐，并且知晓哪些疾病不适宜拔罐，在发挥拔罐功效的同时还可以提高安全系数。

　　日常生活中，很多人喜欢通过拔罐来养生。但是需要知道的是，拔罐属于"泻法"，虽然可以在负压作用下让经络局部皮肤充血，将痰涎、瘀血、邪火、水浊等废物通过皮肤毛孔吸拔到体外，但是也因为皮肤毛孔张开而导致阳气外泄。因此，拔罐比较适合体质较强的人，对于体质虚弱，"血不荣筋"导致关节不利、肌肉酸痛、疲累乏力的人来说，是不适合拔罐的，而且即使拔罐，效果也不明显，甚至会出现反效果，比如抵抗力下降、疲劳怕冷、腰酸、腹泻等。

　　对于养护脊柱来说，有脊髓型脊柱疾病的人要先咨询医生，看是否在配合医生治疗的同时，可以采用拔罐疗法缓解相应症状。如果医生给出可以的意见，再找专业的中医师帮忙拔罐，如果不可以，则不要尝试拔罐了。而在日常养护脊柱时，拔罐更适合"外湿"导致肩颈、腰背部不适。所谓"外湿"是指夏天气候闷热潮湿、居住环境潮湿、淋雨涉水、穿着湿衣、洗澡后马上吹空调等原因，导致外邪侵入人体，体内水液无法排出，水湿停聚而成病，一般表现为腰酸背痛、风湿性关节痛等。如果是这些原因导致的脊柱不适，可以采用拔罐方法进行缓解。但是如果是"内湿"导致的头昏头重、四肢乏力、胸中郁闷、身重而痛、关节屈伸不利、脘腹胀满、食欲不振、大便溏泄等则不宜采用拔罐，因为这些症状是由脾虚导致脾气运化功能下降，拔罐会进一步加重症状，所以相较于拔罐来说，这些情况更适合采用上一节所讲的艾灸疗法。

由于拔罐最好找专业的中医师进行，所以此处不详细讲解自己操作的方法，而是以脊柱疾病中最为常见的腰椎间盘突出症和颈椎病的拔罐疗法为主要内容，帮助大家简单了解一下拔罐的治疗手法。

◎腰椎间盘突出症拔罐疗法

腰椎间盘突出症是腰椎病最典型的病症，病因通常被认为是腰椎间盘退行性疾病变、腰外伤、积累性劳损，使纤维环部分或完全破裂，髓核向椎管内突出，压迫或刺激神经根和脊髓而引起腰腿疼痛综合征。中医根据病因及临床表现特点，将腰椎间盘突出症分为寒湿型、瘀血型及肾虚型三种类型。

1.寒湿型腰椎间盘突出症

症状表现：腰部冷痛，痛处喜暖怕冷，每遇阴雨天或气候变冷寒后，腰部疼痛就加剧，转侧不利，即使静卧痛势也不减，严重者还伴有下肢麻木或疼痛，体倦乏力，或四肢不温，腹胀腹泻。

穴位选择：肾俞穴、腰阳关穴（图4-39）、阴陵泉穴（图4-40）、委中穴（图4-41）。

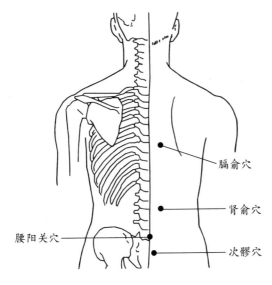

膈俞穴

肾俞穴

腰阳关穴

次髎穴

图4-39 肾俞穴、腰阳关穴、膈俞穴、次髎穴

肾俞穴在腰部，第2腰椎棘突下，后正中线旁开1.5寸。腰阳关穴在脊柱区，第4腰椎棘突下凹陷中，后正中线上。阴陵泉穴在小腿内侧，胫骨内侧下缘与胫骨内侧缘之间的凹陷中。委中穴位于腘横纹中点。

拔罐方法：采用针刺后拔罐法。先用毫针刺入，得气后留针 10 分钟，出针后，再进行拔罐，留罐 10 分钟，起罐后腰部及沿着下肢疼痛部位加温和灸 20 分钟，以皮肤潮红、人体感觉舒适为度，每日 1 次，5 次为 1 个疗程。

2. 瘀血型腰椎间盘突出症

症状表现：腰痛如刺，痛处固定，日轻夜重，痛处拒按，轻者俯仰不便，重者不能转侧，面晦唇暗，伴有下肢肢体麻木疼痛，或时有短暂针刺样加剧，下肢活动后疼痛加重，或伴血尿，病势急暴，突然发病者有闪挫跌打外伤史。

穴位选择：膈俞穴、肾俞穴、次髎穴、血海穴（图 4-42）、委中穴。

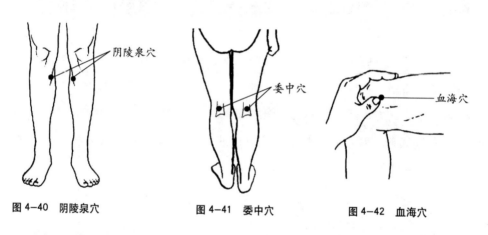

图 4-40　阴陵泉穴　　　　图 4-41　委中穴　　　　图 4-42　血海穴

膈俞穴位于第 7 胸椎棘突下，旁开 1.5 寸。肾俞穴位于第 2 腰椎棘突下，旁开 1.5 寸。次髎穴在髂后上棘与后正中线之间，适对第 2 骶后孔。血海穴在股前区，髌底内侧端上 2 寸，股内侧肌隆起处。委中穴位于腘横纹中点。

拔罐方法：采用刺络拔罐法。委中穴采取三棱针点刺出血，出血量以 3～5 毫升为宜，剩下 4 个穴位用梅花针轻叩刺，以皮肤微微发红为度，之后再进行拔罐，留罐 10 分钟，每日 1 次，5 次为 1 个疗程。

3. 肾虚型腰椎间盘突出症

症状表现：腰痛以酸软为主，喜按喜揉，遇劳更甚，常反复发作，伴有腰膝无力，心烦失眠，口燥咽干，手足不温，少气乏力。

穴位选择：肾俞穴、大肠俞穴、次髎穴、委中穴、承山穴（图4-43）。

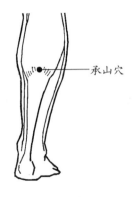

图4-43　承山穴

大肠俞穴位于第4腰椎棘突下，旁开1.5寸。承山穴位于小腿后面正中，委中穴与昆仑穴之间，当伸直小腿或足跟上提时腓肠肌肌腹下出现尖角凹陷处。

拔罐方法：采用灸罐法。可隔附子片或艾条直接温和灸各穴15分钟，之后再进行拔罐，留罐10分钟，每日1次，5次为1个疗程。

以上拔罐疗法可以改善腰椎间盘突出症引发的相关症状，治疗期间应睡稍硬的床，并注意腰背的防寒保暖等。

◎颈椎病拔罐疗法

颈椎病通过拔罐治疗也比较有效，拔罐一般选择阿是穴，也就是颈部的酸痛点。除此之外，与之相连的肩部也可以同时拔罐，效果更好。

部位选择：患者感到酸胀、麻木或疼痛的颈肩部胸锁乳突肌、斜方肌外上缘处皮肤等。

拔罐方法：常规拔罐。将火罐吸附于皮肤上留罐10分钟即可。如果症状较为严重，可以考虑采用专业中医师建议的走罐法，即在拔罐的皮肤处均匀涂抹万花油，然后将火罐吸附于皮肤上，并于病变部位来回推动火罐，以局部皮肤出现紫红色或紫黑色瘀点为宜。此外，在走罐法后，有的中医师会再用三棱针在出瘀点局部点刺，选口径适中的火罐，用闪火法在上述部位拔罐，留罐约10分钟，每处出血约2～3毫升。以上方法隔日1次，5次为1个疗程。

中医学认为，颈椎病、腰椎病均与经络瘀堵、受寒等有关，所以拔罐是一种不错的外治疗法。在使用的同时配合饮食调养和运动，效果会更好。

比如多吃性平、性温的食物，少吃寒凉的食物，避免受寒；坚持背部撞墙、瑜伽、拉筋、泡脚等。除了饮食之外，其他防治方法均要咨询专业的医生，看看是否适合自己再进行。尤其是治疗作为我们身体顶梁柱的脊柱，切忌自己在家进行操作，或者随便找一个美容院进行拔罐。

热熨，平时可以常用的缓解酸痛小方法

热熨疗法，是用一些中草药或其他传热的物体，加热后用布包好，在人体酸痛的部位进行来回往返或旋转移动的一种中医外治方法。此方法具有疏经活络、温中散寒、镇痛消肿等作用。对于颈椎、腰椎不适带来的酸痛无力，热熨疗法是简单且有效的缓解方法。

◎ 常用热熨方法及适应病症

1. 热水熨法

操作方法：用热水袋或玻璃瓶盛热水，外裹毛巾，以适宜的热度熨患处。

适应病症：热水熨法非常方便，适用于症状较轻的胃痛、腹痛、腰背痛、颈肩部疲劳不适等。

2. 盐熨法

操作方法：将食盐放锅内用小火炒至频频发出爆裂声，加入少许食醋翻炒几下，趁热将其分别装入两个布袋内，扎住袋口，其中一个放在患者疼痛处局部热敷，另一个保温处理。敷在疼痛处的盐袋冷却后换上保温处理的继续热熨。每次热熨 1 小时，每日 1 ~ 3 次，直至痊愈。

适应病症：适用于风湿腰痛、关节酸痛等病症，对于胃疼、风寒腹痛、冷痛等同样有很好的功效。

3. 坎离砂热熨

操作方法：坎离砂有现成的，可以直接买来使用，也可以自己调配。取麻黄、归尾、附子、透骨草、红花、干姜、桂枝、牛膝、白芷、荆芥、防风、木瓜、生艾绒、羌活、独活各等份，放入锅中，加比例为 1 : 1 的醋和水，将药煎成浓汁备用。铁砂放入锅中炒热，加药汁搅拌均匀，即为坎离砂。使用时再加醋少许拌匀，置布袋中数分钟，待其温度合适，便可用来热熨酸痛处。每日 1～2 次，连续使用至病愈为止。

适应病症：此方法祛风散寒、活络止痛的功效较强，对于颈椎骨质增生等症状稍微严重的脊柱疾病有调理作用。

◎热熨方法注意事项

虽然热熨法具有很好的疗效，但是因为其导热，为了避免造成不必要的损伤，要牢记使用的注意事项。

1. 使用前

凡有发热症状、热性病或女性月经过多，均不宜使用热熨法。

2. 使用中

注意防止局部烫伤。建议在熨器热度过高时，加布袋或加厚垫布隔离皮肤，等到熨器温度适宜时再去掉保护层，直接热熨酸痛处。

3. 使用后

热熨后，患者暂时不宜外出，可以在室内稍微活动一下，这样效果会更好。不过即使在室内也要注意避风，防止着凉。

水疗，让"洗澡"变得更具养生性

水疗，又称SPA，是指利用水资源结合沐浴、按摩、涂抹保养品等方法作用于人体，以此来促进新陈代谢，防病治病的一种保健方式。简单来说，水疗是一种更高级、更具养生性的洗澡方式。水疗最显著的特点是可以帮助人达到身心畅快，相较于按摩、拔罐、艾灸等方法来说，是一种时尚的健康养生新概念。

脊柱的水疗法，可以借助水的高温和器械保护，在脊柱上下反复熨动，以改善脊柱的血液循环，溶解椎间增生骨刺，防止软骨破坏，调整突出髓核与受累神经根的位置关系，使脊柱有效修复。因此，去专业的养生馆给脊柱做个SPA，既可以舒缓脊柱疲惫的肌肉和神经，养生防病，也可以放松心情，减轻压力。

按作用部位分类，水疗可分为局部水疗法和全身水疗法；按温度分类，可分为冷水浴、低温水浴、不感温水浴、温水浴和热水浴；按水的压力分类，可分低、中、高。由于自己在家操作水疗的难度较大，所以这里以热水局部疗法，水压较低，配合一定的手法按摩为例，让大家了解一下水疗的方法。如果觉得适合自己，可以去专业的水疗馆进行养护。

1.器械准备

沸水1500毫升，玻璃瓶（500毫升）2个，湿毛巾1条，手套1副，药棉100克，75%酒精1小瓶。

2.方药组成

白矾、散血草、钩藤、麝香、细辛、肉桂、全蝎各等份，碾粉后兑黄醋50毫升，搅匀备用；老姜1块，捣泥备用。

3.操作步骤

Step1.选择体位。患者取俯卧位，暴露全部部位。

Step2.准备工作。操作者取75%的酒精药棉擦拭脊柱不适部位，进行消毒工作。

Step3. 正式水疗。操作者先用右手掌由上往下按揉患处至皮肤发热发红为止，再左右顺逆搓揉患处各 50 次，之后以四指顺逆摩擦患处各 50 次；将老姜泥敷于患处 10 分钟，然后去掉老姜泥换上药泥，盖上湿毛巾；操作者戴上手套，将沸水灌入玻璃瓶，操作玻璃瓶贴紧在盖着湿毛巾的患处由上往下缓慢熨动脊柱 30 分钟，换一次沸水再熨 20 分钟即可结束。

Step4. 后续工作。揭去毛巾和药泥，用 75% 的酒精药棉清洁患处皮肤，完成全部操作。每天治疗 2 次，10 天为 1 个疗程。

以上疗法对于养护脊柱有良好的效果，不过要由专业人士进行。当肩背部出现皮疹、伤口等外伤或皮肤病，不可进行水疗。最后要提醒操作者注意热水烫伤问题。

药浴，养护脊柱的妙方大盘点

如果说水疗是在沐浴的基础上附加按摩或水压作用力的一种"洗澡"方法，那么药浴就是在沐浴的时候加上药物，利用药物煮沸之后产生的蒸气熏蒸和药物煎汤洗浴全身或局部，让药液通过皮肤渗入到人体内部，从而达到治疗疾病的一种中医外治方法。

药浴从开始出现到今天，出现了不少实践有效的方剂。中医师更是借助现代科学手段对药浴疗法作用机制进行研究。对于由寒凉引起的脊柱问题，药浴疗法效果显著。因为药浴较为舒适、居家操作方便，所以下面为大家盘点几个临床效果很好的药浴验方，大家可以根据自身情况试试看。

◎ 常用的养护脊柱药浴方

1. 活络方

主治：外伤、扭伤所致腰椎间盘突出综合征，疼痛甚者。

组方：伸筋草、鸡血藤、白芍、赤芍、甘草各60克。

用法：熏洗法。将上述组方水煎后，去渣，先熏再以毛巾浸入药液中，取出热敷患部，或蘸取药液，趁热轻柔擦洗患处，至皮肤发红、发热为止，每日2～3次，5日为1个疗程。

2. 黄藤腰痛方

主治：各种原因所致的腰痛。

组方：黄藤茎叶适量。

用法：半身浴。将上述药物用纱布包裹，放入浴盆中，加热水适量，30分钟后进入浴盆泡澡。每次20分钟，每日2次。

3. 活血通络方

主治：颈椎综合征、颈椎或腰椎慢性劳损症。

组方：金银花 20 克，连翘、当归、黄芪各 15 克，片姜黄、川芎、防风、羌活、独活、白芷、全蝎、土鳖虫、赤芍、桃仁、血竭各 10 克。

用法：局部药浴法。将上述组方放入水中煮沸，过滤药水，清洗患处，大约持续 20 分钟左右。每日 1～2 次。

4. 黄芪药浴方

主治：腰腿疼、轻度腰椎间盘突出症。

组方：黄芪 250 克。

用法：半身浴。将黄芪放进大锅里，加清水浸泡 20 分钟，煮沸后小心沥掉药渣，再把药液倒进浴盆内，待温度适宜时趁热泡澡，腰腿部都要浸到药液里。水凉了可再续热水，每次泡 1 小时左右。每日 1 次，7 日为 1 个疗程。用过的药液放到阴凉的地方，只要不变质就能反复用 3～5 次。

5. 补肾方

主治：肾虚型腰椎间盘突出综合征所致腰腿痛，遇劳更甚者。

组方：肉桂、葱头各 50 克，吴茱萸 100 克，生姜 150 克，花椒 80 克。

用法：沐浴法（半身浴）。将上述药物用纱布包裹，放入热水浴池 30 分钟，然后进入浴池洗浴 20 分钟，每日 1 次。

6. 祛风止痛方

主治：风湿所致腰椎间盘突出综合征。

组方：鹿衔草、海桐皮、千年健、伸筋草各 30 克，食盐 10 克。

用法：浸洗法。将上述药物加水煎煮 20～25 分钟，去渣，取液，倒入盆内，加食盐溶于药液中，趁热浸浴痛处。每日 1 次。

7. 归尾化瘀方

主治：风湿及外伤瘀阻所致腰腿疼痛。

组方：酒归尾、汉防己、杜仲、牛膝各 10 克，炒赤芍、牡丹皮、防风、秦艽、木瓜各 6 克，川芎 9 克。

用法：浸洗法。将上述药物加水煎煮 25～30 分钟，去渣，取药液，温洗患处。每日 1 次。

◎洗药浴注意事项

1. 掌握药浴温度

药浴时，房间内的温度不能过低，以免感冒；药液的温度要适中，以皮肤能耐受为度，以免烫伤皮肤。

2. 掌握药浴时间

一般建议在饭后 1～2 小时进行，不宜空腹或饭前、饭后半小时内进行药浴。一般局部浸洗法建议 20～30 分钟，半身浴或全身浴可以 45 分钟左右。如果药液冷却后，可加热后再次浸泡或熏蒸。

3. 禁忌事项

中度以上高、低血压病史者，心脏功能不良者，严重哮喘病者以及皮肤有较大面积创口者慎用。药浴后如果症状未减轻，或反而加重了，请立即停用，及时询问专业中医师。

4. 辅助事项

浸泡药浴的前、中、后期间要适当补充水分，在加速身体新陈代谢，增强效果的同时避免细胞缺水；泡过药浴以后，在皮肤发红、发热状况没有消退以前，请勿使用任何护肤品或化妆品。

药枕，睡眠养脊柱的好帮手

药枕，就是在枕头中添加具有芳香走窜性质的中草药。人生约有 1/3 的时间处于睡眠中，因此与身体亲密接触的枕头能够充分利用起来，对健康也有着非常重要的作用。药枕一般多适用于慢性疾病，如颈椎病、失眠、鼻炎、偏头痛等。其工作原理是中草药直接作用于头部后侧的穴位，再通过经络的传导，对人体起到调和气血、祛病延年的作用。

中医学认为，头为精明之府，气血皆上聚于头部。使用药枕可以使药物直接作用于头部、颈部，促进颈部血液循环。所以，药枕非常适合忙碌的现代人养护脊柱，尤其是颈椎，睡着觉就能养生，何乐而不为呢？

◎ 常用的养护脊柱药枕方

1. 颈椎药枕方

主治：颈椎僵硬、颈椎间盘脱出、颈椎综合征等。

组方：当归、羌活、藁本、制川乌、黑附片、川芎、赤芍、红花、菖蒲、灯芯、桂枝各 300 克，紫丹参、防风、莱菔子各 200 克，细辛、地龙、血竭、威灵仙、乳香、没药各 100 克，冰片 20 克。

用法：上述药，除了冰片外，粉碎研末，把冰片最后放进去，搅拌均匀，装枕芯。每日睡觉枕上就可以了，坚持用 1～2 个月，症状会逐渐消失。对于反复发作颈椎病的患者来说，可以长期使用。

2. 活血舒颈枕

主治：颈椎病、高血压、风湿性关节炎、腰椎病等。

组方：当归、川芎、辛夷花、羌活、藁本、制川乌、乳香、没药、葛根、红花、赤芍、菖蒲、灯心草、桂枝、细辛、白芷、丹参、防风、威灵仙、冰片、合欢花、吴茱萸各 30 克。

用法：上述药，除了冰片外，研为粗末，把冰片最后放进去，搅拌均匀，装枕芯。每日枕用不少于 6 个小时，连用 3 ~ 6 个月。

以上药物可以减量，或者加大枕芯的宽度，制成薄薄的腰垫垫在腰部，对于腰椎病治疗效果更好。除此之外，药枕不仅可以缓解颈椎病、腰椎病等的症状，对于失眠、高血压、眼睛红肿疼痛等也有很好的调理作用。比如每天长时间对着电脑的上班族眼睛红肿，可以用茶叶渣和决明子制作药枕；血压高者可以用晒干的菊花茶渣做药枕等。

◎ **药枕养护脊柱的注意事项**

虽然药枕养护脊柱，尤其是颈椎简单有效且安全无毒，使用起来还很方便。但是在使用时还是有一些细节需要注意。

1. 见效慢

药枕作为外治疗法，见效慢，一般 2 ~ 3 个月才初见成效，有的甚至需要常年使用，所以用药枕防治疾病需要耐心一些，坚持使用。

2. 注意高度

药枕高度不宜超过 10 厘米，睡眠时药枕要充分接触颈部，以平卧为好。

3. 防过敏

过敏体质者，或者使用药枕后出现皮肤红疹、瘙痒等过敏现象者应立即停止使用，并注意观察不用之后过敏症状是否减轻，如果没有，及时去医院检查治疗。

4. 保持干燥

药枕中的药材必须保持干燥，而且是通过阴凉干燥而不是暴晒干燥的。并且要避免使用已有发霉气味的药物，同时要经常放在干燥通风处晾晒，注意防蛀。

药酒，酌情适度也能养护脊柱

酒在中医学中有"百药之长"的美誉，将酒和中药融为一体的药酒，药性更稳定，效果翻倍。因为酒精本身就是一种非常好的半极性有机溶剂，可以让中药成分更快速有效地溶于其中，药借酒力、酒助药势，从而充分发挥其效力，提高疗效。通过研究表明，部分强筋壮骨、活血通络、散寒止痛的药酒对于养护脊柱是有比较好的疗效，所以在养护脊柱时，酌情适度使用药酒也是一个不错的选择。

◎用药酒之前，先了解药酒使用方法

药酒的使用方法一般可以分为外用和内服两种。有的药酒既可以外用也可以内服，不过通常情况下我们将外用、内服区分得很清楚。

1. 外用

外用药酒操作比较简单，而且更适合养护脊柱。使用时，需要先将药酒均匀涂抹于患处，然后在患处及周围反复按揉，并配合捏压、弹拨、捋顺、旋转等辅助手法来提高疗效。不过涂擦药酒时要以温擦为宜，这样更利于药酒渗透至皮下组织，发挥其活血化瘀、消炎止痛的功效。按摩时间一般每日1次或隔日1次，每次15~20分钟为宜，一般5次为1个疗程。

2. 内服

相对于外用药酒来说，内服药酒更为讲究，具体来说主要有以下几点。

（1）饮酒适度。一直以来，关于饮酒的利弊就有较多的争议，其实饮酒是否有益，关键在于对饮酒量的把握——少饮有益，多饮有害。就像李时珍所说："酒，天之美禄也。少饮则和血行气，壮神御寒，消愁遣兴。痛饮则伤神耗血，损胃亡精，生痰动火，此物损益兼行。药酒亦然。"所以服用药酒要根据人对酒的耐受力而定。不习惯饮酒的人服用药酒时应从小剂量开始，逐渐增加到每天早餐、晚餐前各10～30毫升。如果此后依然不习惯，可以将酒用凉开水稀释，或者兑入适量的蜂蜜水饮用。

（2）饮酒温度。药酒以温饮为佳，即不冷不热效果最好。这样可以更好地发挥温通补益的作用。

（3）饮酒时间。中医学认为，夜气收敛，晚上饮酒不能有效发挥其功效，还容易扰乱夜间气的收敛和平静，所以饮用药酒最好在白天，最晚则为晚饭前。其实，每天下午2点左右为饮酒的最佳时间，但是因为这个时间对于绝大多数人来说是上班时间，所以调整为早餐、晚餐前后饮用。除此之外，药酒见效较慢，需要持之以恒的少量饮用才能达到疗效，痛饮求速度的方法不仅不会有疗效，还会有反效果。

（4）辨证服用。有意用药酒养生的人，最好在医生的指导下做选择。因为具有保健作用的药酒往往需要根据自己的年龄、体质、症状等进行搭配，而不能盲目饮用。比如对于女性来说，有月经、怀孕、生产等生理特性，因此在月经、妊娠、哺乳期间不宜饮用药酒；对于年老体虚者来说，因为新陈代谢缓慢，所以药酒的饮用量要减少；对于儿童来说，无论哪种情况，均不宜饮用药酒。

（5）理想佐餐。服用药酒时，最佳佐餐应选择富含蛋白质、维生素的食物，比如新鲜蔬菜、鲜鱼、瘦肉、豆类、蛋类等。切忌用咸鱼、香肠、腊肉等食物来佐餐。因为这些熏腊食品中往往含有大量色素及亚硝胺，易与酒精发生反应，损害肝脏、口腔及食道黏膜等。

（6）单一饮用。药酒饮用要单一，不宜多种功效的药酒交叉饮用。除此之外，服用单胺氧化酶抑制剂、巴比妥类中枢神经抑制药、精神安定药物、抗凝血药物、利福平、心血管疾病药物、降血压的药物、治疗糖尿病的药物、阿司匹林、磺胺类药物、氨甲蝶呤等西药时不宜饮用药酒。具体可以咨询医师确定。

（7）禁忌人群。高血压、肝病、冠心病、中风、骨折患者及育龄夫妇等特殊人群均要避免饮用药酒。

◎ 常用防治脊柱相关疾病药酒方

1. 红花苏木酒

主治：行血祛瘀、消肿止痛。适用于跌打损伤及颈肩背部肿痛等。

组方：红花、苏木各50克，60°白酒1000毫升。

用法：将红花、苏木放在干燥、干净的容器中，加白酒，密封，浸泡1~2天后过滤去渣即可使用。此酒为外用酒，用时把纱布浸泡在酒中20分钟，之后取出敷在肿胀、疼痛部位，等纱布津液干时可以随时往纱布上喷洒药酒保持其湿润，每次敷30分钟，每日或隔日1次。

2. 筋骨止痛酒

主治：祛风，散寒，除湿。适用于腰椎间盘突出症导致的腰部疼痛，下肢麻木。

组方：生草乌、细辛各10克，洋金花6克，冰片16克，50%酒精500毫升。

用法：先将前三味药研末，用50%酒精300毫升浸泡，冰片另用50%酒精200毫升浸泡，每日搅拌1次，约1周全部溶化，滤去渣，将二药液混匀，用有色玻璃瓶贮藏。此酒为外用酒，每次用棉球蘸药液少许涂痛处或用纱布蘸取药酒放在痛处外敷即可。

3. 黄芪当归酒

主治：补气活血，适用于颈椎病。

组方：黄芪、龟板各30克，当归40克，肉桂10克，生地、茯神、熟地、党参、白术、麦冬、五味子、山茱萸、枸杞子、川芎、防风各15克，羌活12克。

用法：以上诸药研为粗末，放入布袋，浸泡在45°~60°的白酒中，酒量以淹没布袋为宜。封闭半日即可饮用。早晚各饮20毫升，饮完再用酒浸泡，1个月为1个疗程。

4.牛膝薏米酒

主治：祛风，散寒，除湿。适用于腰肌劳损、腰椎间盘突出症、下肢麻木及酸痛等。

组方：牛膝、薏苡仁、酸枣仁、赤芍、制附子、炮姜、石斛、柏子仁各30克，炙甘草20克，白酒1500毫升。

用法：以上药物共捣细和匀，放在干燥、干净的容器中，加入白酒浸泡，密封，7日后开封，取汁去渣，瓶装备用。每次温饮5～20毫升，每日1次即可。

第五章

脊柱是『百病之源』，防治与它相关的各样病症

脊柱是人体的中流砥柱，也是百病之源，很多病症都与脊柱相关。"颈肩臂痛手发麻、落枕头疼眼发花"一般都与脊柱不适，尤其是颈椎病有关。本章盘点与脊柱相关的病症，并列出多种辅助治疗方法，简便易操作，方便大家在积极配合医生治疗的同时，在日常生活中也能做好脊柱的养护工作。

落枕，颈椎病的信号要警惕

明明头天晚上还好好的，但第二天一起床就感觉颈肩部明显酸痛，稍微扭动脖子就疼痛加剧，严重者还会感觉到胳膊疼、头痛甚至上半身疼痛。这就是落枕，也称失枕。

落枕从字面上看，是睡觉姿势不对，头部没有很好地枕在枕头上。偶尔落枕，可能和枕头或睡眠姿势不对有关，同时和颈部遭受风寒、脖子用力不当、情绪过度紧张或压力过大也有关。其结果都是颈部后面的肌肉不能活动。如果你注意到上述细节，却还是时不时就落枕，就要警惕是不是患颈椎病的先兆了。

落枕的根本原因是颈椎压迫造成斜方肌无力，无法牵引住左右的枕骨，使得颞颌关节滑脱，从而形成了落枕。一般情况下，落枕是可以自愈的，如果配合轻微按摩或贴膏药，大概一两天疼痛就会明显缓解。如果落枕连续三天以上没有明显好转，或者一段时间反复出现落枕，就可能是颈椎病的前兆了。尤其是长期伏案工作、经常玩手机或电脑、长期在空调环境下工作的人群，出现落枕要尽快诊治，警惕反复落枕造成慢性颈椎病，加大治疗难度。以下方法可以帮助大家快速缓解落枕症状，预防颈椎病的到来。

◎方法一：按住承浆穴

既然斜方肌紧张是引起落枕的根源，那放松斜方肌自然就可以缓解落枕了。这里教给大家一个特效穴：承浆穴（图5-1）。人体某处疼痛可以从相反的方向寻找破解之法，按住承浆穴的方法就是这个原理。斜方肌在脖后颈，承浆穴在下巴下。按住下巴下方的承浆穴，下巴会跟着往里收缩，脖后颈的斜方肌自然会逐渐放松，落枕引起的各种疼痛也就会逐渐消失了。

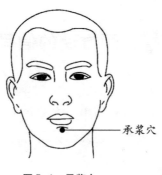

承浆穴

图 5-1　承浆穴

承浆穴位于人体的面部，当颏唇沟的正中凹陷处。

具体操作方法是找准承浆穴的位置，从下往上按住承浆穴，用按住穴位的力量支撑住下巴的力量，这样就能放松斜方肌。需要注意的是不是按摩，而是直接按住穴位。

◎**方法二：按摩理筋法**

按摩理筋法适合症状较轻的落枕，一般 1～2 次即可缓解，严重者可能需要 2～3 天，每天 1～2 次才能缓解。常用的按摩理筋法有以下几种。

（1）拇指按摩颈部法。按摩者立于落枕者身后，用单手拇指依次按压颈部，找出最痛点，然后用拇指从该侧颈上方开始按摩，直到肩背部，对最痛点用力按摩。按摩力度以落枕者明显感觉酸胀表示力量已经足够。如此反复按摩 2～3 遍，再以空心拳轻叩按摩过的部位，重复 2～3 遍。重复上述按摩与轻叩，可迅速使痉挛的颈肌松弛而止痛。

（2）三指并拢按摩法。按摩者单手食指、中指和无名指并拢，在颈部疼痛处寻找压痛点，由轻到重按揉 5 分钟左右，可左右手交替进行；然后用小鱼际（小拇指根内侧到手腕稍隆起的部位）由肩颈部从上到下，从下到上轻快迅速击打 2 分钟左右；用拇指和食指拿捏左右风池穴（图 5-2）、肩井穴（图 5-3）各 1～2 分钟；以拇指或食指点按落枕穴，待有酸胀感觉时再持续 2～3 分钟；最后让落枕者进行头颈部前屈、后仰、左右侧偏及旋转等缓慢活动，幅度由小逐渐加大，并将颈部逐渐伸直到正常位置。转动时以基本不出现疼痛的最大幅度为限。

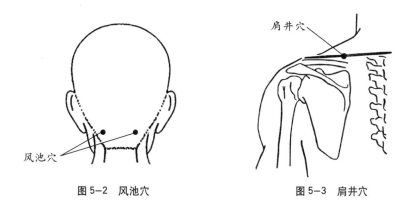

图5-2　风池穴　　　　　　　　　　　　图5-3　肩井穴

　　风池穴在颈后部，当枕骨之下，胸锁乳突肌上端与斜方肌上端之间的凹陷处。肩井穴位于大椎与锁骨肩峰端连线的中点。

　　（3）自我按摩法。如果身旁无他人相助，落枕者可以先双手对搓至发热，然后用两手掌在枕部用力按摩，直到局部发热为止。对于颈肩部的最痛点，施以重点按揉。

　　无论是单纯意义上的落枕，还是在颈部长期病变的基础上发病的落枕，即使通过治疗使紊乱的关节复位，但颈部软组织的充血、水肿、增厚等炎性变化也会继续造成颈部不适，需要2周甚至1个月以上的治疗、休息才能痊愈。上述的症状，较轻的落枕一般1～2次可以缓解，只是说可以缓解，想要痊愈依然要在没有自觉症状后坚持1个月以上。

◎方法三：物理疗法

　　在落枕后，如果出现局部疼痛、严重僵硬或者有肿胀、灼热感，就表示受伤部位充血发炎。所以在24小时内应该给予冷敷。可用毛巾或塑料袋包裹小冰块敷患处，每次15～30分钟，每天两次，严重者可每小时敷1次。

等到炎症疼痛减轻时，再考虑热敷，以疏通经络、活血化瘀。热敷法可用热水袋、暖宝宝干敷，也可用热毛巾湿敷，均可止痛，但必须注意防止烫伤。有时间的话，可以洗热水澡，尤其是在颈部患处用热水反复冲洗，边洗边用手按摩，效果更佳。

◎方法四：药物疗法

落枕多采用外用药物治疗，如膏药、药膏等。膏药多外贴颈部痛处，每天更换1次，止痛效果较理想。药膏可选用按摩乳、软膏等，在痛处擦揉，每天2~3次，有一定效果。需要注意的是，有些膏药中含有辛香走窜、动血滑胎之药，所以孕妇忌用。

◎方法五：运动疗法

Step1.低头仰头。坐在椅子上，挺起胸部，头先向下低，以下颌骨触到胸部为止，然后向上仰头，眼睛朝天上看。停3秒钟再低头，如此反复20次。

Step2.左右摆头。两臂自然下垂，头先向左摆，然后再向右摆，反复20次。

Step3.摇摆下颌。两臂自然下垂，胸部挺起，用力向左右摇摆下颌，连续做20次。

Step4.伸缩颈部。胸部挺起，先将颈部尽量向上伸长，再将颈部尽量向下收缩，连续伸缩20次。

Step5.旋转颈部。身体不动，先向左旋转颈部90°，再向右旋转颈部90°，连续做20次。

当然，中医治疗落枕的方法还有很多，像是针灸、拔罐、艾灸等，可以找专业人士帮助进行，只要治疗及时，手法正确，一般可以很快缓解。

颈部软组织劳损，学会放松常按摩

长期低头工作或者经常低头玩手机的人，头部会超时限地处于前屈的姿势，导致颈椎间盘前方受压，髓核后移，刺激纤维环及后纵韧带，从而导致颈部不适。急性颈部损伤未得到良好治疗，或者经常落枕等，也会导致颈部酸痛。这些由软组织疾病引发的疼痛，称之为颈部软组织劳损疾病。

颈部软组织劳损以颈部局部疼痛、肿胀、功能活动受限为主要特征，特别是在疲劳、天气忽然变凉等因素刺激下疼痛会加剧。颈肩部软组织劳损能引起颈肩疼痛，属于颈椎病的早期阶段，如果不及时治疗或者不改变姿势，很容易导致颈椎关节损伤，最终形成颈椎病。所以对于颈部软组织损伤应该早发现、早治疗。

如果出现颈部急性软组织损伤，医生一般会建议戴颈套止痛，必要时可局部封闭治疗。但是在早期颈部不适，出现软组织劳损的时候就能及早放松、按摩，治疗起来会更加简单、方便且有效。

◎方法一：颈部放松操

日常生活中，我们为了坐着舒适，在坐着时很少会挺直身体，往往会出现头部前倾、塌腰的坐姿。这会让头部的重量直接落在脊柱正上方，导致肌肉要施加更多的力量来维持身体平衡。长期如此，整个肩部会变得僵硬和紧绷，颈椎也会受到压迫，颈部软组织劳损就会出现。如果采用以下颈部放松方法，则可以放松颈椎，使颈部、肩部和头部的筋膜得以舒缓。

Step1. 准备动作。两腿分开与臀部同宽，站在椅子前。稍微收紧腹部，脊柱向前慢慢地朝椅子的椅面弯曲，直到头顶压到椅面上，双手轻轻撑在椅面两侧即可。

Step2. 转动颈部。头顶轻轻压住接触面，颈部前后左右来回转动 1 分钟左右。见效的重点是把头部的重量压到接触面上，但是不要压得太用力，颈部保持完全放松，有微妙的舒适感为宜。

◎方法二：常用按摩法

Step1. 找到特定压痛点或软组织反应物。自己如果不方便，可以请他人帮忙，依次按压疼痛的颈后部，在患部的皮肤下方或肌肉内，可以触摸到由肌肉痉挛和劳损变性所致的条索状或颗粒状等软组织阳性反应物及结缔组织硬结。如果按压疼痛点，可以引起与症状类似的放射痛，或者在颈椎棘突上触摸到颈韧带肥厚的钙化硬块，用手横拨颈韧带时，可以听到"咯嘣咯嘣"弹响声的，就是特定压痛点或软组织反应物。

Step2. 整体按揉肩颈不适处。按摩者一手扶住患者的头部，另一手推摩患者的颈肩背部。先用小鱼际由上而下推滚背部20次。然后四指并拢，和大拇指一起按揉颈部的督脉路线，沿受损肌肉走行方向反复捏拿，重点在软组织反应物上进行分拨。

Step3. 重点按揉8个腧穴。按摩者双手沿患者膀胱经的天柱穴至大杼穴一段，按揉弹拨至皮肤微微发热，然后用拇指指腹按揉天柱穴、大杼穴（图5-4）、肩井穴（图5-5）、风池穴（图5-6）、天鼎穴（图5-7）、肩外俞穴、肩中俞穴（图5-8）和天宗穴（图5-9）各1分钟。

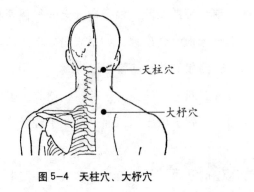

图5-4 天柱穴、大杼穴

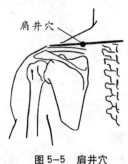

图5-5 肩井穴

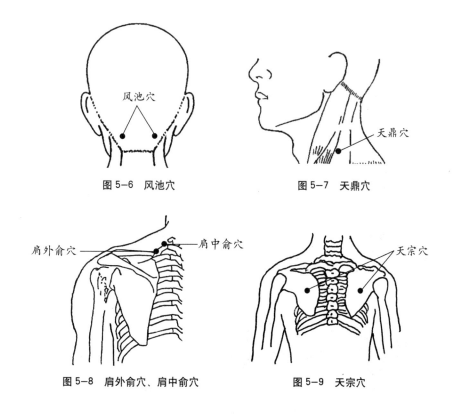

图 5-6　风池穴　　　　　　　图 5-7　天鼎穴

图 5-8　肩外俞穴、肩中俞穴　　　　图 5-9　天宗穴

天柱穴在颈部，大筋（斜方肌）外缘之后发际凹陷中，约当后发际正中旁开 1.3 寸。大杼穴在背部，第 1 胸椎棘突下，后正中线旁开 1.5 寸。肩井穴位于大椎与锁骨肩峰端连线的中点。肩外俞穴在背部，当第 1 胸椎棘突下，旁开 3 寸。肩中俞穴在背部，当第 7 颈椎棘突下，旁开 2 寸。风池穴在颈后部，当枕骨之下，胸锁乳突肌上端与斜方肌上端之间的凹陷处。天鼎穴在颈侧面，扶突穴直下 1 寸，当胸锁乳突肌后缘处。天宗穴在肩胛区，肩胛冈中点与肩胛骨下角连线上 1/3 与下 2/3 交点凹陷中。

Step4. 抖动放松上肢。按摩者先用小鱼际或前臂滚患者肩部和患肢比较疼痛的部位，然后双手掌根相对，用力抓揉患者上臂，并握住患者腕部反复牵引抖动 20 ～ 30 次。

颈椎病，5种类型治疗有别

　　现代人鲜少有不患颈椎病的，轻则脖子僵硬难受，上半身举止不便；重则头晕手麻，白天浑身难受，晚上睡不着觉。为什么现代人容易得颈椎病呢？这和我们的工作、生活习惯等密切相关，比如低头玩手机、伸着脖子看电脑屏幕等时间过长；习惯窝在床上或很软的沙发里看电视、看书；颈部不注意保暖，尤其是寒冷季节或者长期在空调房里裸露颈部；颈部长期劳损，造成颈部韧带以及所属肌肉、相关肌群出现过度肌肉紧张。根据颈椎病出现的原因和病理变化，医学上将其分为5种不同的类型。

◎ **类型一：颈型颈椎病**

　　颈型颈椎病是比较常见的一种颈椎病。主要表现为颈部易疲劳、僵直或疼痛，不能长时间低头看书、写字或玩手机，晨起感到颈部发紧、僵硬，活动不太灵活。这主要是因为头颈部长期处于某一固定的姿势，造成肌肉、韧带或关节劳损。照颈椎X线片一般未见椎关节突出或增生等异常。

　　这种类型的颈椎病多见于从事低头工种或者沉迷于电子产品的人。日常生活中预防和及时放松是关键。比如有意识地减少低头的时间；低头工作或娱乐45分钟后抬头挺胸，活动活动颈部等。这样每45分钟活动1次，每次活动5~10分钟，便能很好地防治颈型颈椎病。除此之外，还可以通过以下方法进行辅助治疗。

　　1.常用按摩法

　　（1）毛巾按摩法。将2~3条毛巾扭成辫子状，两手各拉住一端，拉伸扭好的毛巾，然后把它们放在脖子后面，慢慢地上下揉擦颈部2分钟。有助于舒缓后颈部肌肉紧张，缓解后颈部疼痛。

　　（2）掌根按摩法。单手握住脖子后面，使手掌根部对齐耳后，紧贴颅底部位，握紧。以手指为杠杆，用手掌根部施加压力，向肩膀推挤颈部，重复5次，之后做一些温和的伸展运动，如俯仰或旋转脖子。对于颈侧酸痛有良好的缓解作用。

2. 颈部保健操

Step1. 前俯后仰。自然站立，双目平视前方，双脚分开与肩同宽，双手叉腰。放松颈部，吸气，同时抬头后仰至个人极限，双眼望天，停留片刻；呼气，头部回正并继续向前胸低头至个人极限，双眼看地，停留片刻；头部回正，结束。如此反复3次。

Step2. 左右摆动。直立，颈部放松，头部先缓缓向左肩倾斜至个人极限，停留片刻；头部回正，再缓缓向右肩倾斜至个人极限，停留片刻；头部回正，结束。如此反复5次，注意与呼吸的配合。

Step3. 左右旋转。自然站立，双目平视前方，双脚分开与肩同宽，双手叉腰。放松颈部，吸气，同时头部缓缓转向左侧至个人极限，充分拉伸右后颈部肌肉，停留片刻；呼气，头部缓缓转向右侧至个人极限，充分拉伸左后颈部肌肉，停留片刻；头部回正，结束。如此反复3次。做的时候身体要保持直立，只转动颈部，而且不要过分扭转，动作宜轻松、舒展。

Step4. 颈部环绕。自然站立，双目平视前方，双脚分开与肩同宽，双手叉腰。放松颈部，依顺时针方向与逆时针方向交替进行颈部的360°转动，共6次。

Step5. 提肩缩颈。自然站立，双目平视前方，双脚分开与肩同宽，双手自然下垂。放松颈部，双肩慢慢提起，颈部尽量往下缩，停留片刻；双肩慢慢放松，头颈自然伸出，恢复自然状态；然后双肩用力下沉，颈部相反尽量向上拔伸，停留片刻；双肩慢慢放松，颈部回落，恢复自然状态。如此反复3次。颈部伸缩时要配合慢慢地吸气，停留时要憋住气，松肩时一定要使肩颈部完全放松，然后再进行下一次。

Step6. 波浪屈伸。自然站立，双目平视前方，双脚分开与肩同宽，双手自然下垂。放松颈部，吸气，同时下颌尽量贴近前胸，向下前方屈起；呼气，同时胸部前挺，下颌用力向上前方伸出；还原，再进行第 2 次的屈伸。完成 2 次先屈后伸后，停顿片刻，倒过来做下颌的伸屈运动，即下颌先向上前方伸出，然后再向下前方屈起，动作要领同前，同样做 2 次。

Step7. 举臂转身。自然站立，双目平视前方，双脚分开与肩同宽，双手自然下垂。先举起右臂，手掌向下，抬头目视手心，吸气，身体慢慢转向左侧，转身时，脚跟也要转动 45°，身体重心向前倾，停留片刻；呼气，身体再转向右后侧；停留片刻，身体回正，右臂沿右耳根慢慢压下；换左臂，要领同前。左右反复做 3 次。注意在转动颈、腰部时，要尽量转到不能转为止，最大限度地拉伸颈腰部肌肉，但是动作不宜过度，要轻柔，小心扭伤。

Step8. 颈项相争。自然站立，双目平视前方，双脚分开与肩同宽，双手自然下垂，贴于裤缝处。吸气，头部慢慢转向左侧，身体则反向转向右侧，头部与身体呈反向拉伸，停留片刻；呼气，头部、身体同时回正；吸气，头部慢慢转向右侧，身体则反向转向左侧，停留片刻，呼气，头部、身体同时回正。如何反复 3 次。

◎ 类型二：神经根型颈椎病

神经根型颈椎病主要表现为颈部僵硬、活动受限，可引起手指和前臂放射痛、麻木、浅感觉迟钝等。照颈椎 X 线片可发现颈椎曲度发生改变、不稳或有骨质增生，即是由颈椎退行性变、增生，刺激和压迫了颈神经根而引起的病症。

在专业医师指导下，进行头颈部的持续（或间断）牵引、颈围制动及纠正不良体位。必要时加以一定的手法按摩，但需要请专业中医师进行，切忌自行按摩，以免因操作粗暴而引起意外。在经正规非手术疗法 3 个月以上无效，严重影响工作、学习和生活时，可根据专业医师的建议，考虑手术治疗。除此之外，日常生活中可通过以下专业扳法进行辅助治疗。

1. 颈部旋扳法

患者取坐位，按摩者站于患者后侧方，令患者头稍向前屈，按摩者一手置于患者头侧后部，一手置于患者对侧下颌部，将患者头旋转至一侧最大角度后，双手同时用力扳动。

2. 颈部旋转定位扳法

患者取坐位，头略向前屈，将健侧之手置于头部（即头旋转方向对侧之手），按摩者站于患者侧后部，用一手拇指抵住偏歪的棘突（向左偏歪用右手，向右偏歪用左手），一手扶住对侧的下颌部，将头旋转至最大限度（棘突左偏头左旋，右偏则右旋），双手同时用力推扳。

3. 仰卧颈部旋转扳法

患者仰卧在治疗床上，双手放在身体两侧，按摩者坐在治疗床头前的椅子上，面对患者的头部，按摩者的右手从患者颈项下面穿过，按住患者的左肩前部，以右前臂托住患者的枕部，左手从患者的颈前穿过，轻按患者的右侧下颌部，使患者的头部向左侧转，让患者保持放松状态，按摩者左手轻轻摇动患者的头部，使患者头部向左侧旋转到最大程度，让力量传到要调整的颈椎关节部位，然后按摩者左手突然用"寸劲"向左旋转患者的头部，即可达到左侧旋转复位。之后按摩者左手按住患者右肩前部，左前臂托起患者枕部，右手按于患者左侧下颌部位，按照左侧旋转复位方法，但方向相反，进行操作即可。

以上3种扳法都比较适合神经根型颈椎病，不过需要注意的是由于颈椎的解剖特点，颈部扳法在使用时要非常谨慎，一定要去医院找专业的医生进行，不要随便找人自行操作，以免造成不必要的损伤。疑似或已经确诊为颈椎骨病变患者，都不要尝试扳法。扳法操作过程中一般能听到"咔嗒"声，是手法成功的标志，但是在实际操作过程中即使没有出现这种声音，也不要勉强从事，以免用力过大、过度，导致颈椎关节损伤，造成不良后果。

◎ **类型三：椎动脉型颈椎病**

椎动脉型颈椎病主要表现为颈椎疼痛，常伴有不同程度的头痛眩晕、烦躁失眠、恶心、耳鸣、视物不清等脑血管痉挛或脑缺血症状，有时候可能持续猝倒，但患者神志清楚，多能自己起来。此种类型的颈椎病是在颈椎退变的基础上，引发椎动脉供血不足的一系列症状的疾病，颈椎 X 线片显示椎间关节失稳或钩椎关节骨质增生。

因为椎动脉型颈椎病会出现供血不足的一系列症状，属于内科疾病，建议用补中益气、调和气血和散瘀通络的药茶、药膳等进行调理。需要注意的是，此种类型的颈椎病不适合按摩。

1. 药膳食疗方

（1）双补粥。党参、山药、桂圆肉、黄芪、茯苓各 30 克，甘草 10 克，白术、枸杞子各 20 克，山萸肉、当归各 15 克，红枣 10 枚，蜂蜜 100 毫升。以上原料全部洗净，放入砂锅中，加水 1000 毫升，文火煎煮至能取汁 500毫升，滤过，取滤液备用。再加水 500 毫升，文火煎煮至能取汁 300 毫升滤过，将两次药汁混合入砂锅内，文火浓缩至 500 毫升，加蜂蜜收膏。每次取20 毫升放入粥中搅拌食用即可。每日 3 次，用完之后（若效果明显），隔一个星期继续服用。有补气养血、健脾益肾等功效，适合改善椎动脉型颈椎病导致气血两虚而引发的一系列症状。

（2）葛根猪骨汤。猪骨 700 克，葛根 500 克，红枣 10 枚，陈皮、盐各适量。葛根、猪骨分别洗净，放入锅中，加红枣、陈皮文火慢炖 2～3 小时，加盐调味即可。有疏肌解表、生津退热、强筋健骨、健脾养阴等功效，适用于椎动脉型颈椎病导致的颈项强痛、头痛眩晕等症状。

2. 药茶小偏方

（1）罗布麻叶茶。罗布麻叶适量，搓成碎末状，每次取 5 克装入小茶包封口，放入杯中加热水冲泡，每日 1 杯即可。对于缓解椎动脉型颈椎病导致的头痛眩晕、烦躁失眠有很好的效果。

（2）川芎菊花茶。川芎、菊花、绿茶各适量，川芎捣成小块，每样材料取5克装入小茶包封口，放入杯中用热水冲泡，每天3次，饭后饮用即可。对于缓解椎动脉型颈椎病导致的头痛眩晕、视物不清有很好的效果。

◎ **类型四：交感神经型颈椎病**

交感神经型颈椎病主要表现为头晕、眼花、耳鸣、手麻、心动过速或过缓、心前区疼痛等一系列交感神经症状。这类颈椎病多发于中老年人，主要是由颈椎退行性变，骨质增生刺激或压迫了颈部交感神经导致的，颈椎X线片可显示颈椎有失稳或退行性变，椎动脉造影阴性。

因为该型颈椎病多发于中老年人，所以应注意适当的休息和锻炼，因为睡眠不足、工作过于紧张会导致神经肌肉的过度紧张，从而强化颈椎病的症状。适当的休息和颈肩部的肌肉锻炼，可以强化正常的颈椎生理曲度、增加颈椎生物力学结构的稳定性，同时促进血液淋巴的循环，有利颈椎病的恢复。颈椎难受时，可使用局部热敷法，对于缓解局部神经肌肉紧张有一定作用。

1. 常用按摩法

（1）自我按摩法。取坐位，颈部放松。食指、中指、无名指三指并拢，指腹紧贴颈后部颈椎棘突的两侧，由上而下用力揉按，边揉按边做颈椎的前屈后伸动作。之后用食指指端按揉百会、太阳、印堂穴（图5-10）各1分钟，力度适中。

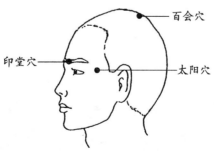

图5-10　百会穴、太阳穴、印堂穴

百会穴位于后发际线正中直上7寸，当两耳尖直上，头顶正中。太阳穴在头部侧面，眉梢和外眼角中间向后1横指凹陷处。印堂穴在人体前额部，当两眉头间连线与前正中线之交点处。

（2）需要他人辅助的按摩法。俯卧于床上，请他人单手握拳，用拳背部滚揉颈后部数遍，感觉肌肉痉挛有所缓解，较为舒适时停止，换双手交叠的姿势轻轻按压颈椎数次即可。

2. 勤用热敷法

热敷法可以是简单地用热水袋或热毛巾敷颈部10分钟，也可以稍微复杂，用苏芷方的药液蘸湿毛巾敷在颈后部，能增强活血化瘀、行气通络、除湿消痰等功效，对于放松颈部肌肉，改善局部血液循环，减轻颈部发硬、酸痛等症状的效果更好。苏芷方的制作方法如下：苏木15克，白芷12克，当归、桂枝、红花、鸡血藤各10克，仙鹤草9克，共研为粗末，装入布袋扎紧口，放入锅内，加水2000毫升，煎煮20分钟后离火，用毛巾蘸取药液敷在颈部即可。

◎ 类型五：脊髓型颈椎病

脊髓型颈椎病患者往往感到四肢无力或麻木、僵硬不舒，严重的可出现活动不便，走路不稳等症状。脊髓型颈椎病属于颈椎病中比较严重的一种，照颈椎X线片时，可见椎体后缘多有骨质增生，椎管前后径出现狭窄。对于这种类型的颈椎病，可以通过以下方法进行辅助治疗。

发展到脊髓型颈椎病阶段，鉴于脊髓型颈椎病的病理改变，不经手术难以解除脊髓压迫，逆转和自限的机会不多，如果没有手术禁忌，应该认作是手术适应证。相关手术要询问正规医院的专业医师。除此之外，注意以下日常生活习惯，可以更好地防治脊髓型颈椎病。需要注意的是脊髓型颈椎病最好不要做颈部保健操，尤其不要做按摩。

1. 注意肩颈保暖

肌肉也会热胀冷缩，为了养护肩颈，尤其是对于脊髓型颈椎病患者来说，一定要注意肩颈保暖，比如冬天出门围围巾，夏天不要对着空调直吹等。

2.尽可能保持正确的姿势

站立时背要挺直，收缩腹部和臀部，抬头挺胸；走路时不要弯腰驼背；不要长时间低头；不要躺在床上看书、玩手机等。

3.久坐者每隔1小时要休息一会

无论学习还是工作，只要是久坐者，最好每隔1小时就休息一会，比如站起来舒展一下脖子、肩膀和手腕，将头部缓缓抬起仰望天空15秒等。

4.养成良好的运动习惯

比如每天抽30分钟做运动，散步、前后拍手等比较柔和的运动都可以，既可以活动全身肌肉、促进气血流通，又可以避免过度运动带来的肌肉酸痛、劳损。

当然，有些患者的颈椎病可能有上述两种以上的临床症状，是混合型颈椎病，建议去正规医院检查、治疗。

颈源性头痛，尝试咬筷子放松操

　　头痛是临床疼痛诊疗时遇到的常见病，其病因很多，其中有一类伴有颈部压痛、与颈神经受刺激有关的头痛，发生率很高，临床表现比较复杂，头痛持续时间长，治疗比较困难，逐渐引起人们的重视。这种头痛之前多被称为神经性头痛，大家认为此种头痛是头部的神经和血管在致病因素的作用下产生头痛，采取相应措施但治疗效果并不明显。后来，医学界发现该病主要是由颈椎退行性变和肌肉痉挛所引起的，所以将其称之为颈源性头痛。

　　颈源性头痛患者的年龄多集中在青少年和中青年，以女性较多见。如果再去深究，这些人都有一个非常明显的特点，就是低头。学生学习需要低头是一方面，另一方面智能手机的普及更是带来了一大波的低头族。低头族的颈椎由于长期处于过度屈曲状态，容易引发颈部肌肉僵硬、疼痛，部分人群会出现后枕部疼痛，严重者可出现前额、头顶部及太阳穴部位的疼痛。这类情况就是最典型也是最常见的颈源性头痛。

　　颈源性头痛的早期表现主要是枕部、耳后部、耳下部不适感，以后转为闷胀或酸痛感，逐渐出现疼痛。疼痛部位可扩展至前额、颞部、顶部和颈部，部分患者可同时出现同侧肩背、上肢疼痛。随病程进展，疼痛逐渐加重、持续存在、缓解期缩短和疼痛程度加重。患有颈源性头痛后，工作效率会下降、注意力和记忆力减低，情绪低落、烦躁、易怒，易疲劳，生活和工作质量明显下降。

　　颈源性头痛发作时，患者喜欢用手持续按压疼痛处以求缓解。当按压无效时，可以口服药物来减轻头痛。其实治疗颈源性头痛，首先需要纠正自己的日常生活习惯，同时如果能辅助物理治疗，效果会更好。而药物治疗要在专业医生的诊治下进行。

◎有助于改善颈源性头痛症状的日常生活习惯

1. 保持良好坐姿

一般采取自然端坐位，头部略微前倾，胸部保持挺直。使用椅背带腰部支撑的座椅，或者腰部后方垫一软枕使腰部保持轻度前屈姿势，这样可以降低颈椎的压力，更好地缓解颈椎肌肉紧张、僵硬等症状。

2. 桌椅高度适宜

如果桌椅的高度不恰当，会使头部过度后仰或前屈，进一步造成颈肩部肌肉劳损。一般双眼平视或者向下15°～20°看电脑屏幕是比较适宜的姿势。除此之外，电脑最好放在身体正前方，避免放在侧方，以免因为长时间扭头看电脑给颈椎增加不必要的负担。

3. 避免颈腰部长期处于一种固定姿势

上学的时候还好，每节课45分钟，下课后同学们一般会起来活动一下，所以对颈腰椎的压力相对较小。上班之后由于工作忙碌，很多人没有养成每工作1小时就起来活动活动的习惯。这样的工作习惯容易使颈腰部长期处于一种固定姿势，尤其是低头伏案工作，更会增加颈源性头痛发生的可能。所以每工作1小时可以做些简单的伸展体操，比如做颈部的缓慢前屈后伸、左右旋转，腰部向前弯腰和向后伸展以及缓慢左右旋转活动，一般3～5分钟即可以达到舒缓颈腰部肌肉的作用。

4. 枕头和床要高度适宜、软硬适中

人体的颈椎有正常的生理弯曲，使用过低或过高的枕头都会使颈椎骨、肌肉和韧带处于紧张状态。因此枕头的高度一般在8～15厘米为宜。枕头要放在后脑勺和颈部。床垫不要太软也不宜太硬，软硬适中最好。卧姿以平卧、右侧卧为宜。

5. 注意颈部保暖

颈部是我们常常暴露的地方，也是非常容易受凉的地方。无论哪种类型的颈椎病患者，保持颈部保暖，不要让风扇、空调长时间对着颈椎吹是十分有必要的。除此之外，腰部也要做好保暖工作。以免因为风寒导致颈腰部肌肉痉挛、僵硬，久而久之导致或者加重颈源性头痛。

◎ **快速缓解疼痛症状的小方法**

1. 咬筷子放松

准备 1 根干净的木筷子，用门牙轻轻地咬住木筷子，咬住的筷子与嘴唇处于同一水平线上，不松不紧自然咬合，保持 10 秒，每次练习 2～3 遍，每日多次练习。筷子也可以换成牙签、吸管等。时间久了，不必咬东西也能放松。

咬筷子时，嘴角会自然向两边翘，就好比空姐练习微笑一样，从而牵动腮颊两侧的咀嚼肌运动。当我们的咀嚼肌运动时，下巴、脖子、肩膀，乃至全身的肌肉都会自然放松。也就是说，我们利用咀嚼肌的力量放松全身肌肉，交感神经就不会兴奋，身体也就轻易恢复平衡，颈源性头痛也就得到了缓解。

2. 按揉耳大神经处

耳大神经（图 5-11）的位置可以简单地理解为从耳垂下方、耳后方交汇延伸到颈侧部的区域。用拇指和食指按揉耳大神经处 1～2 分钟，力度要轻，以稍微感觉疼痛即可。每次颈源性头痛发作时可以按揉，平时可以多做仰头动作，也有一定效果。

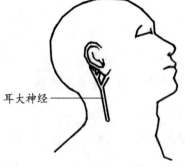

耳大神经

图 5-11　耳大神经

颈源性头痛一般是第二颈椎受到压迫所致。所以平时或者头痛发作时可以按揉或者做仰头动作，缓解第二颈椎的压力，对于养护颈椎、防治颈源性头痛有效果。

3. 蛙泳

每周进行 1～2 次游泳，尤其以蛙泳为宜。人体俯卧在水面上，两臂在胸前对称直臂侧下屈划水，两腿对称屈伸蹬夹水，动作像青蛙游水一样即可。

蛙泳可以去游泳馆找教练学习，日常抽时间游蛙泳可以锻炼颈腰背部的肌肉，改善脊柱的稳定性及抗劳损能力，对于长期不良姿势导致的颈腰椎生理曲度异常有一定的帮助。

如果保守治疗对疼痛缓解无效，可以在专业医师的建议下进行微创治疗。其中通过在颈椎小关节部位对颈神经进行阻滞的方法，是比较安全、精准、有效的办法之一。

颈源性眩晕，中医正脊能帮忙

颈源性眩晕，也称为颈型眩晕，我们从字面上就可以猜到，这种眩晕的发生跟颈椎有十分密切的关系，属于颈椎病的一种，一般与椎动脉、交感神经等多种因素有关。

颈源性眩晕的出现，通常是在进行颈部活动的时候，比如忽然扭动颈部或者后屈颈部，后者最容易引起眩晕。颈源性眩晕发作时感觉周围环境旋转，自身摇晃，甚至突然扑倒，多见于中老年人。有些中老年患者只是轻微的活动也会造成，比如老人说起床的时候或者半夜翻身的时候，会突然眩晕，想呕吐而且大汗淋漓，双眼紧闭，一般轻者数秒之后就会恢复，而重者会持续数日或者更长的时间。

颈源性眩晕有时会和心脑血管病相混淆，但除了眩晕症状，患者本人并无心脑血管病的病理特征，X线摄影可见患者颈椎出现生理曲度的改变，椎体倾斜，旋转。本病患者发病时，最明显的特征就是出现眩晕，常伴随呕吐、心悸、恶心等症状，但并没有颈肩背酸痛、活动受限等典型的颈椎病特有症状。

那么，颈椎变形为什么会引起眩晕呢？这是因为人体的椎动脉左右各一，成对存在，它们汇合形成一条粗大的基底动脉，基底动脉又分成两条大脑后动脉，供应大脑后2/5的血液。因此椎动脉是颅内供血的两条重要"补给线"，一旦受到压迫就会导致脑内缺血，进而出现眩晕症状。

治疗颈源性眩晕，中医的正脊疗法安全可靠。中医正脊疗法是通过脊柱旋转复位的治疗，促使患者椎间隙及纤维环、椎间韧带发生旋转、牵引，从而对突出的髓核产生周边压力，使突出物易于回纳，通过拨正偏歪棘突，椎体关节得以恢复正常（或代偿性）的解剖位置，使之与周围肌肉群相适应（中医专业术语称之为"骨合缝""筋入槽"），改善椎动脉血流，从而消除引起眩晕的根源，是目前临床治疗颈源性眩晕有效的新型治疗途径。

正脊疗法之前，中医师会让患者自行或者协助患者前后左右活动颈部，充分放松颈肩部软组织。然后按照患者的错位类型选用正骨手法，比如前后滑脱式错位选用低头或仰头牵抖法；侧弯侧摆式错位选用侧向搬按法；后关节旋转式错位则采取低头摇正法；钩椎关节旋转式错位则实施侧头摇正等。

由于正脊法治疗颈源性眩晕属于中医专业范畴，所以在此只提供大概治疗方法供大家了解，具体治疗方案需要去正规的医院咨询专业中医师或骨科专家。根据自己的具体情况，专业的医生会给出更科学的诊断、治疗方案，帮助大家尽快康复。

呼吸困难，有可能是第一颈椎被压迫引起的

　　呼吸困难并不是一定都是呼吸系统或者心脑血管系统出现问题引起的，也可能是颈椎病的临床症状之一。这是因为颈椎病的临床症状与病变位置、组织受累程度及个体差异有一定关系。颈椎病的发病原理是颈椎的骨骼出现了增生或是移位，然后就会压迫到我们的中枢神经，从而出现呼吸困难。

　　第一颈椎在医学上称为寰椎。从生理解剖上看来，第一颈椎没有椎体和棘突，由前弓、后弓和两个侧块构成，像一个不规则的圆环，所以可以支撑头部，主导人体执行点头、抬头等动作，并通过延髓连接头部和第二颈椎。呼吸、心跳、新陈代谢等都与延髓相关。所以呼吸有问题，要看第一颈椎，尤其是延髓是否出现状况。

　　延髓也叫延脑，居于脑的最下部，上接脑桥，下与脊髓相连。延髓是髓状物，在头部与颈椎的连接处有段空隙，让延髓可以活动，控制呼吸、心跳、消化等人体基本的生命活动。由身体的结构可见，延髓的位置非常重要，承接大脑与身体支柱的第一颈椎。如果你有经常低头看手机，隔三岔五感到胸闷、头痛，仰头时颈部无法自如地左右转动或转动到一定程度就有酸痛症状的，一般与第一颈椎受压迫有关。当第一颈椎，尤其是延髓受压迫长期得不到缓解，就会出现呼吸不顺、喘不上气等呼吸困难的症状，还常伴随心里发慌、面部发麻、耳朵嗡嗡作响等症状。而且多数呼吸困难者有失眠、心情抑郁或易怒的情绪，吞咽时总觉得喉咙里有痰或什么东西卡在里面。当出现这些相关症状的时候，可以通过以下方法进行缓解。

◎快速畅通呼吸法：仰头看天空

　　如果是第一颈椎受压迫引起的呼吸困难，舌顶上腭，仰头看天空10秒，可以有效缓解症状。因为仰头可以使第一颈椎往后移动，让出空间就不会压

迫到延髓，呼吸自然更顺畅了。

除了可以快速畅通呼吸之外，仰头看天空还可以畅通血液、缓解肌肉紧张。不良生活习惯导致血管紧绷，血管拉紧时会变长、变细，为了送出更多血液，所以得撑开，变得又硬又肿。仰头的动作让血管的距离缩短，并使其变松、有弹性。这样一来，血管两端，不论是往上至头部，或往下到躯体，血液流量都会比较正常、顺畅。而且经常仰头看天空能活动颈肩部的肌肉，可缓解长期低头工作、看手机、看书等导致的肌肉紧张，对防治颈椎病有一定作用。

◎ 第一颈椎放松术：试试牵引法

第一颈椎被压迫，可以试试牵引法。牵引治疗是许多医院治疗颈椎疾病的常用手段，因为有效的牵引能解除神经、血管、脊髓的压迫，并快速缓解颈椎病症状。颈椎牵引术多数用于生理曲度的矫正，通过牵引力和反牵引力之间的相互平衡，使头颈部相对固定于生理曲线状态，从而使颈椎曲线不正的现象逐渐改变，恢复颈椎的正常功能。颈椎牵引的方法一般用颈枕牵引带作颈椎牵引。

Step1. 姿位。取稳当的靠坐位，使颈部自躯干纵轴向前倾约 $10°\sim30°$，充分放松颈部、肩部及整个躯体肌肉。牵引姿位以患者感觉舒适为宜，如有不适应及时告诉操作者，进行调整。

Step2. 牵引重量与持续时间。牵引重量多数用 6～7 千克，一般开始时用较小重量以帮助患者适应。每次牵引持续时间通常为 20～30 分钟。

Step3. 牵引频度与疗程。一般每日牵引 1～2 次，10～20 天为 1 个疗程，可持续数个疗程直至症状基本消除。

不过需要注意的是，牵引治疗需要专业医生进行，且疗效有限，仅适用于轻症患者。另外，颈椎病急性发作期的患者禁止做牵引，是为了防止局部炎症、水肿加重。

视力下降，养好脊柱也能亮眼睛

视力下降给大家的第一反应就是用眼不卫生，看书写字时眼睛距离目标太近，或者长期看电视、玩电脑等电子产品导致的。其实，视力下降也很可能是颈椎出现了问题，很多视力下降患者治好了颈椎病，视力也能得到缓解。

神经根型颈椎病或椎动脉型颈椎病都可能引起视力下降、间歇性视力模糊、单眼或双眼胀痛、怕光、流泪等症状，甚至会出现视力锐减。这些患者往往伴有颈椎病的其他症状，如颈肩疼痛、颈部活动受限等。多见于学生和长期低头工作的年轻人。

如果出现上述眼部症状而未查出眼部问题时，最好做脊部 X 光检查，看是否是脊柱出现了问题。据临床研究表明，很多眼病的根源并不在于眼睛本身，而在于颈椎。为什么颈椎有问题会影响眼睛呢？这是因为当第 1 颈椎至第 2 颈椎、第 7 颈椎至第 1 胸椎椎间关节突错位时，椎骨上的关节突会有所偏移，压迫视神经系统，从而影响视觉中枢的正常功能，造成视力下降、视物模糊等一系列眼部症状的出现。因此，如果是脊柱问题引发的视力下降，可以在医生治疗的同时坚持养护脊柱的按摩方法。在此基础上如果配合点揉光明穴、大骨空穴和肝俞穴 3 个穴位，效果会更好。

关于养护脊柱的按摩方法，在第四章"按摩，养护脊柱的常用方法"这一小节已经讲过，在此不再赘述。这里给大家介绍一下穴位的按摩方法。

1. 点揉光明穴

用食指或中指指腹在此穴位处（图 5-12）点按，每次 100 ~ 200 下，每天可做 1 ~ 2 次。可缓解因看书、看电脑或手机时间过长引起的眼睛酸困、憋胀，甚至异物感。

光明穴位于小腿外侧，当外踝尖上 5 寸。

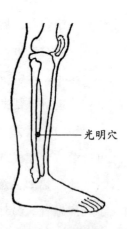

光明穴

图 5-12　光明穴

2. 掐按大骨空穴

用拇指指端掐按大骨空穴（图
5-13），每次 100 ~ 200 下，每天可做
1 ~ 2 次，力度以感觉酸疼为度。主治眼
睛疼痛、视物模糊等眼睛不适症状。

大骨空位于拇指背侧指间关节横纹
中点。

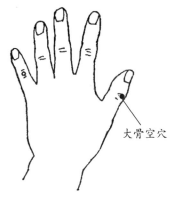

图 5-13　大骨空穴

3. 按揉肝俞穴

肝俞穴（图 5-14）在背部，可以请别人帮忙按揉，先向外揉 20 次，再
向内揉 20 次，力度以有酸痛感为宜。肝俞穴是肝的背俞穴，肝开窍于目，
按摩肝俞穴对于儿童防治近视效果更好。

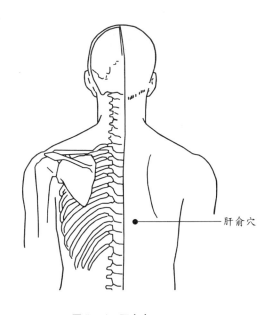

图 5-14　肝俞穴

肝俞穴位于第 9 胸椎棘突下，旁开 1.5 寸。

脊柱侧弯，不要盲目迷信正骨

　　脊柱侧弯是俗称，医学专业术语称之为脊柱侧凸，是指一种脊柱的三维畸形，包括冠状位、矢状位和轴位上的序列异常。正常人的脊柱从后面看几乎呈一条直线，并且躯干两侧对称。如果从正面看有双肩不等高或后面看到有后背左右不平，就应怀疑脊柱侧弯。

　　脊柱侧弯按照病因可以分为功能性和器质性两种，或称非结构性和结构性脊柱侧弯。非结构性（功能性）脊柱侧弯的特点是姿势性侧弯；腰腿疼痛，如椎间盘突出症、肿瘤；双下肢不等长；髋关节挛缩；炎症刺激，如阑尾炎。非结构性脊柱侧弯是指某些原因引起的暂时性侧弯，一旦原因去除即可恢复正常，但长期存在者也可发展成结构性侧弯。一般这种患者在平卧时侧弯常可自行消失，X 线检查椎骨均为正常。

　　结构性（器质性）脊柱侧弯分为特发性、先天性、神经肌肉性、神经纤维瘤病合并脊柱侧弯、间质病变所致脊柱侧弯、后天获得性脊柱侧弯以及代谢性、营养性或内分泌原因引起的脊柱侧弯等。其中特发性脊柱侧弯最常见，占总数的 75% ~ 85%，发病原因尚不清楚，根据发病年龄不同，可分为婴儿型、少年型、青少年型三类；神经肌肉性脊柱侧弯是由于小儿麻痹后遗症、脑瘫、脊髓空洞症、进行性肌萎缩症等神经或肌肉方面的疾病导致肌力不平衡，特别是脊柱旁肌左右不对称所造成的侧弯；后天获得性脊柱侧弯，如强直性脊柱炎、椎骨折、脊柱结核、脓胸及胸廓成形术等胸部手术引起的脊柱侧弯。因为这三种脊柱侧弯较为常见，所以在此简单介绍一下。其他类型的脊柱侧弯则不做赘述。

　　轻度的脊柱侧弯通常没有明显的不适，外观上也看不到明显的躯体畸形。较重的脊柱侧弯则会影响婴幼儿及青少年的生长发育，使身体变形，严重者甚至会影响心肺功能，累及脊髓，造成瘫痪。所以，孩子出现脊柱侧弯，要提高警惕，做到早发现、早治疗。

出现脊柱侧弯之后要怎么治疗呢？网上一直在流传正骨治疗脊柱侧弯的方法。然而脊柱侧弯是脊柱周围软组织出现问题，其根源并不在骨头上，所以通过正骨来治疗脊柱侧弯是不适合的。尤其是没有去正规的医院，而是找民间高手或者在美容院等地方进行正骨，不仅不能缓解病痛，反而容易适得其反。所以一旦有脊柱侧弯的相关症状，首先要做的是去正规的医院进行检查治疗。

一般来说，脊柱侧弯的治疗可分为两大类，即非手术治疗和手术治疗。先天性脊柱侧弯的患者，或者侧弯是容易进展的类型，应尽早手术治疗，一般 3 ~ 5 岁是一个比较好的手术时机。对于青少年的脊柱侧弯，一般建议用按摩、体操锻炼或支具等方法。此处所说的按摩不同于正骨，它是从放松软组织的角度出发，将软组织的应力全部松解，给人体一个恢复平衡状态的机会，骨头自然能在一定程度上有所归位。所以，如果脊柱侧弯引起疼痛等症状的时候，可以适当地做放松性的按摩，而不要采用所谓的"正骨""抓骨"，即使想做这方面的尝试，也要去正规的医院找经验丰富的骨科专家，看是否有进行的必要再说。

1. 按摩方法

Step1. 对抗牵引。患者双手抓住头顶上方的床板边缘或床头（或由助手握住患者两侧腋下），按摩者双手分别握住患者两小腿的下部，缓缓用力作对抗牵引 2 ~ 3 分钟。

Step2. 对抗用力。患者站立，按摩者站在脊柱凸出的一侧，一手按住侧凸的胸廓，另一手扳住对侧肩部，两手相互对抗用力，持续片刻后放松休息。反复做 5 ~ 7 次。

Step3. 擦摩肌肉。患者俯卧，按摩者在患者的脊柱两侧肌肉处用手掌来回摩擦 3 ~ 5 次，然后用四指或掌根做由下而上的揉法，反复搓摩至肌肤发热即可。

Step4. 按揉臀部。双掌搓热，用掌心大面积按揉两侧臀部，以有酸、胀、疼感为宜。

Step5. 穴位按摩。用拇指指腹点揉两侧肾俞（图 5-15）、环跳（图 5-16）、委中（图 5-17）、承山穴（图 5-18）各 10～15 秒钟。

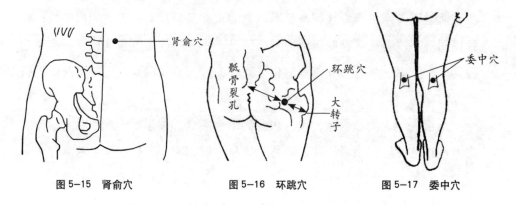

图 5-15　肾俞穴　　　　　　　图 5-16　环跳穴　　　　　　　图 5-17　委中穴

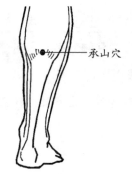

图 5-18　承山穴

肾俞穴在腰部，第 2 腰椎棘突下，后正中线旁开 1.5 寸。环跳穴位于股骨大转子最高点与骶管裂孔连线的外 1/3 与内 2/3 的交点处。委中穴位于腘横纹中点。承山穴位于小腿后面正中，委中穴与昆仑穴之间，当伸直小腿或足跟上提时腓肠肌肌腹下出现尖角凹陷处。

以上方法可以增强血液循环，消除背部肌肉的疲劳，对于矫正畸形和改善症状有一定作用，如果做后没有不适感，可以经常进行。

2. 飞燕式锻炼

俯卧于床上或瑜伽垫上，用力挺胸抬头，双手向后背方向伸直，膝关节伸直，两腿向后用力，使头、胸、四肢尽量抬离床面或瑜伽垫，形状像燕子一样，即我们所说的飞燕式（图 5-19）。每次持续 3～5 秒，然后放松肌肉，休息 3～5 秒，继续进行下一次练习即可。一般每次做 20～40 次。

飞燕式锻炼可以增强腰背肌和腹肌的力量，维持脊柱的稳定，预防腰部损伤的发生，对于脊柱侧弯有良好的改善效果。不过需要注意的是，飞燕式的锻炼次数和强度因人而异，锻炼宜循序渐进，每天逐渐增加锻炼量。如果锻炼后感到腰部疼痛不适、发僵等，要适当地减量或停止锻炼，以免加重症状。

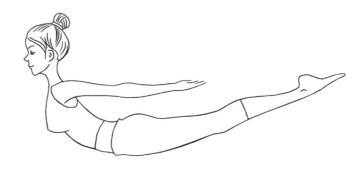

图 5-19 飞燕式锻炼

在此提醒读者朋友们，以上方法仅能作为辅助疗法使用，而且适用于症状较轻的脊柱侧弯，如果用后效果不佳，建议及时去正规医院就诊，以免错过最佳治疗时期。

轻微驼背，常常拉筋有效果

胸椎后凸最常见的表现是驼背，多见于年老脊柱变形、坐立姿势不正或佝偻病、强直性脊柱炎等疾病。由于强直性脊柱炎等疾病引起的驼背或老年性驼背不太好纠正，需要去正规的医院治疗原发疾病或提前预防，所以此处的驼背更倾向于姿势不正确、床具过软等原因导致的轻微驼背，是可以通过纠正姿势、拉筋等方法来防治。

驼背不仅影响形体美观，还会对身体造成一定的危害。驼背一般发生在十几岁的青少年时期，那么，青少年为什么容易驼背呢？这与其生理原因、坐立行走姿势不规范、家具过于柔软等有一定关系，而这三者往往相互联系。

因为青少年的骨骼有机物成分较多，骨骼韧性较好，具有较强的可塑性，所以如果此时坐立行走的姿势不规范，比如低着头走路、坐着的时候含胸塌腰等，时间久了胸椎就会发生变形，形成驼背。而沙发、床等家具过于柔软舒适，每天睡觉或者更长时间地躺在床上、沙发上看电视、看书等，会导致身体的重心落在肩背和臀部，从胸椎到腰椎的部位不能着力，从而使后韧带肌肉放松，胸椎各关节失去保护，致使脊柱受力不均而出现胸椎椎间关节错位，无形中加速驼背的形成。所以为了防治驼背，注意坐立行走的正确姿势、常常进行体育锻炼、换稍微硬一些的家具等都是不错的方法。除此之外，可以尝试拉筋方法。

基础的拉筋方法在第四章"拉筋，养护脊柱轻松又方便"这一节已经讲过，日常养护脊柱，包括调理轻微驼背都可以使用。以下新增的拉筋方法对于缓解轻微驼背更有针对性，勤做效果更好。

1. 椅背拉筋法

（1）椅背张肩法。坐在有靠背的椅子上，双手抓住臀部后的椅面两侧，昂首挺胸，向后张肩，每次坚持 10～15 分钟，每日 3～4 次。

（2）椅背伸展法。坐在有靠背的椅子上，腰背正直，紧贴椅背。坐稳后吸气，做充分抬头和向上向后直臂翻掌与转肩动作，稍停 3 ~ 5 秒钟。然后呼气，还原成正直坐姿。重复 15 ~ 20 次，共练习 4 组。

2. 靠墙拉筋法

（1）站位面墙拉筋法。距离墙壁一步距离，面墙站立，两脚自然分开与肩同宽，双臂上举扶墙，上体尽量向前倾，挺胸凹腰，尽量往墙上靠但双脚不能前移，胸贴住墙，保持 10 秒还原，反复做 10 次，每日做 2 ~ 3 次。

（2）站位背墙拉筋法。背墙而站，距墙约 30 厘米，两脚分开与肩同宽，两臂上举并后伸，同时仰头，手触墙面再还原，反复做 10 次，每日做 2 ~ 3 次。

3. 卧位拉筋法

（1）仰卧抬头挺胸法。仰卧在瑜伽垫上，直膝屈肘，用颈、肘、臀部的顶垫之力，使胸背向上挺起成小桥形，稍停 3 ~ 4 秒，放松颈部和肘部，呈直膝屈平卧姿势。向上挺起胸背时吸气，还原时呼气。重复 10 ~ 15 次，共练习 4 组。

（2）俯卧头胸挺伸法。俯卧在垫上，两手抱于头后，两腿伸直，两脚固定。然后吸气，用力挺胸抬头离地，头胸部抬起，稍停 2 ~ 4 秒。然后再呼气，还原放松。重复 10 ~ 15 次，共练习 4 组。

强直性脊柱炎，外治用药皆需谨慎

老是大腿疼，腰疼，腰椎活动度减低，很可能是强直性脊柱炎引起的髋关节病变，如果任其发展下去，会导致髋关节破坏，严重者会影响到正常行走、上楼、如厕等，甚至残疾在床，需要更换关节等。这就是强直性脊柱炎，是以骶髂关节和脊柱附着点炎症为主要症状的疾病。

强直性脊柱炎的病因尚不明确，而且一般起病比较隐匿，早期可无任何临床症状，有些患者在早期可表现出乏力、持续或间断低热、轻度贫血等轻度的全身症状。多发于 16～25 岁的青年男性。

强直性脊柱炎主要侵犯我们的脊柱，属于以脊柱为主要病变部位的慢性病，临床主要表现为腰、背、颈、臀、髋部疼痛以及关节肿痛，严重者可发生脊柱畸形和关节强直。从主要症状来看，该病的治疗上应以养护、调整脊柱为准。但该病同时也属于自身免疫性疾病，病情有时还延续到出现足跟痛、虹膜睫状体炎等其他病症。所以，无论是中医外治疗法，还是西医用药治疗，都要谨慎操作。

治疗强直性脊柱炎在于控制炎症，减轻或缓解症状，维持正常姿势和最佳功能位置，防止畸形。要达到上述目的，关键在于早期诊断与早期治疗，治疗一般内服、外用综合进行。

◎用药：避免误用"冤枉药"

强直性脊柱炎是一种比较严重的脊柱疾病，所以用药治疗是必需的，但用药时一定要了解药物的治疗作用和副作用，学会处理药物副作用，以利于配合医生治疗，取得更好的效果。

由于强直性脊柱炎经常会与股骨头坏死、类风湿关节炎等疾病混淆，因此有些患者如果自行用药，便容易误用一些"冤枉药"。当然，这里所指的

"冤枉药"并不是否定药物本身，而是对强直性脊柱炎不太适合，即不太对症的药物。

1. 不要盲从那些知名度比较高的药

氨甲蝶呤、柳氮磺吡啶、来氟米特等药的"知名度"很高，患者听到别人在吃也就跟着吃了，但每个人的病情看似一样实则并非同一疾病。比如这些知名度很高的药对于强直性脊柱炎的外周关节炎疗效确实不错，但如果对脊柱炎症和单纯骶髂关节炎则一般是无效或者效果甚微的。

2. 1+1 并非所有时候都等于 2

有些小诊所容易存在开药多的情况，自行去药店购买药物更容易被推销多种药物，不管是因为利益还是因为相信药效 1+1 等于或大于 2，都是错误的。给强直性脊柱炎患者开具 2 种以上的非甾体抗炎药，重复类药物的叠加，医疗效果不一定会增加，但副作用却一定会倍增。普通的消炎药也是如此，即便近期效果比较显著，但损害的却是身体的长期健康，人体免疫力会越来越低。

3. 警惕有些副作用比较强的药物

泼尼松、雷公藤、沙利度胺在强直性脊柱炎的治疗中出现频率比较高，因为它们的止痛效果很好。但这些药不能单独吃，尤其是患者不得自行购买，需要咨询专业医师，因为这些药的副作用非常大。泼尼松最大的副作用是引起浮肿、股骨头坏死；雷公藤则会损伤性腺性功能，引起不孕不育；育龄女性患者一定要禁用沙利度胺，因为它可致胎儿畸形，尤其是连续食用后，会导致各种周围神经的病变。

4. 不要相信被包装的"特效药"

强直性脊柱炎最初症状不显，但发作起来非常快，让人疼痛难忍，甚至瘫痪在床，让很多人把它视为成洪水猛兽、危急重症，于是市面上一些被精心包装、大力网络营销的游医诊所等"特色机构""特效药"层出不穷。但是，这些都是"大剂量激素冲击"治疗模式，是以强大的副作用为代价的。治疗任何确诊的疾病，还是要去正规医院，千万不可被"游医"所蛊惑。

无论哪种药物，都会有一些副作用，但正规厂家出品的药物，经过专业医生开具，药效仍然以治疗作用为主。所以强直性脊柱炎患者在服用药物时，还是去正规医院请专业医师开具比较好，切末听信道听途说的游医，也不要妄自去药店自行拿药，以免越治越严重。

◎外治：按摩要找专业中医师进行

强直性脊柱炎的按摩仅仅能缓解其所带来的疼痛、僵直等症状，并不能治愈疾病。而且按摩要找专业的中医师进行，不可自行或者请不专业的人士随便帮忙按摩。一般常用按摩方法如下。

Step1.掌根按揉法。患者取俯卧位，按摩者站在其身旁一侧。以轻快的掌根按揉法按摩背部，自上而下至骶髂部及两侧髋部约 1 ～ 2 分钟，使患者适应治疗，避免紧张。

Step2.滚法。以滚法滚揉两侧骶棘肌，胸、腰、臀及两髋部 10 分钟。可以与掌根按揉法交替使用，手法力量一定要能深透，使骶棘肌放松。

Step3.按揉督脉、膀胱经（图5-20）。以揉和指压法按揉督脉 3 ～5 分钟。之后重点点揉膀胱经 3 ～ 5 分钟即可。

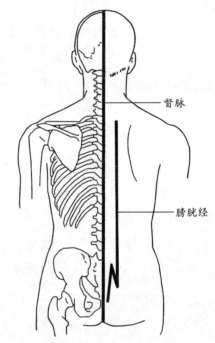

督脉

膀胱经

图 5-20 督脉、膀胱经

腰椎滑脱症，谨遵医嘱很重要

正常人的腰椎排列整齐，如果由于先天或后天的原因，其中一个腰椎的椎体相对于邻近的腰椎向前滑移，即为腰椎滑脱症。腰椎滑脱症有两种情况，一是真性滑脱，即先天性滑脱，是说孩子从小就有这个病，只是一直没有症状，直到出现腰腿疼痛到医院就诊才发现的。所以，当孩子时不时就诉说自己腰疼时，家长不要一味说"小孩子哪有腰？睡一觉就好了"这种话。如果孩子一直腰痛，或者腰背痛，甚至臀部也有放射痛，走路步态异常，一定要去医院查下 CT，看是不是椎体滑脱。二是假性滑脱，即后天性滑脱是指之前腰椎排列正常，但由坐姿不正确等后天原因，导致腰椎小关节退行性变，腰椎不稳，严重者出现滑脱。这种情况多发于 50～60 岁的中老年人，举重、体操及美式足球运动员的发病率比一般人群高，中青年人很少。后天性腰椎滑脱症的症状主要表现为慢性腰痛，常常感到腰部酸胀、沉重或乏力，时轻时重，同一姿势不能持久，有时疼痛还会放射至小腿，出现灼痛、刺痛、麻木等感觉。开始时，症状多不严重，常不会引起重视，病期可延续数月甚至数年，有的患者可伴有间歇性跛行，行走时疼痛明显，坐位时疼痛缓解。

腰椎滑脱属于器质性的病理变化，听起来好像只有手术才能改变。其实并非所有的腰椎滑脱都需要手术治疗，即便是手术治疗，手术时机的选择也是有讲究的。做不做手术，做手术前、中、后要注意什么，这些都不是自己能决定的，因为腰椎滑脱症靠自己已经无法解决，需要谨遵医嘱，配合医生积极治疗才可以。

1. 并非所有的腰椎滑脱症都需要治疗

如果 CT 检查时查出腰椎滑脱，但患者并无症状，一般不需要治疗。因为相当一部分腰椎滑脱患者终生无腰痛症状。最新研究结果证实，获得性腰椎滑脱患者其慢性腰痛的程度及类型与正常人无实质性差异。

2. 伴有腰痛的腰椎滑脱并非都需要手术

如果腰椎滑脱症伴随腰痛，首先应明确其疼痛的部位及性质，判断疼痛是否与腰椎滑脱有关。因为与滑脱部位相邻椎间盘的变性、小关节病变或软组织损伤等都可能导致腰痛，不一定是腰椎滑脱造成的。应针对其原因进行对症治疗，或者进行按摩、理疗等试验性治疗，保守治疗无效或确定其疼痛与滑脱有关时，再考虑手术治疗。

3. Ⅰ度以内的腰椎滑脱症的治疗

对于Ⅰ度以内的腰椎滑脱症状，大多数情况下非手术治疗是有效的。有效方法包括非甾类消炎止痛药、短期卧床休息，避免搬重物和剧烈活动、佩戴支具、腰背肌及腹肌锻炼等。一般经过 6～8 周治疗，症状可以得到改善，对于尚在发育期的青少年来说尤其适合。如果患者年龄超过 70 岁，血压或血糖异常，或者有心脑血管疾病，则不建议治疗。因为这个年龄保守治疗已无特殊疗效，而手术治疗的并发症风险可能高于治疗本身，所以放弃手术治疗反而等于带病延年。

4. 手术治疗需谨慎

如果确定需要手术，应根据滑脱的严重程度选择适当的手术方式。医生会根据患者的年龄、滑脱类型、滑脱程度、椎间盘及椎管的状态做出综合评估，再选择适当的手术方法，以期取得预想中的效果。这个需要具体问题具体分析，所以到时根据情况跟医生沟通即可。

5. 嘱托医嘱更加重要

嘱托医嘱是医生叮嘱患者需要自行注意的细节。对于腰椎滑脱症患者来讲，戒掉烟瘾极为重要；可以适量地饮一些具有活血化瘀效果的红酒，忌白酒和啤酒；不可暴饮暴食，控制体重，因为体重超标，会加重腰椎的负荷，使腰椎滑脱的症状更加严重。

腰椎间盘突出症，按摩穴位可帮忙

说到腰椎疾病，最熟悉的莫过于腰椎间盘突出症。腰椎间盘突出症主要是因为腰椎间盘各部分有不同程度的退行性改变后，在外力因素的作用下，椎间盘的纤维环破裂，髓核组织从破裂之处突出（或脱出）于后方或椎管内，导致相邻脊神经根遭受刺激或压迫所表现的一系列临床症状。腰椎间盘突出症以 L4 ~ L5（第 5 腰椎间）、L5 ~ S1（第 5 腰椎与骶椎间）椎间隙发病率最高，占 95% 左右。多个腰椎间盘同时发病者较少，仅占不足 5%。

腰椎间盘突出症好发于 20 ~ 40 岁的青壮年，儿童、老年人少见，多数患者有外伤史或受凉史。本病的腰痛常伴有下肢放射痛、咳嗽、喷嚏、用力排便、步行、弯腰、伸膝起坐等都会使疼痛加重，腰部活动受限，脊柱侧弯，后期可出现小腿和足部麻木、下肢肌力下降和患肢温度降低等。患有腰椎间盘突出症之后，及时去医院检查、治疗，避免症状加重是关键。日常生活中则可以通过多种方法来帮助缓解病痛，加速痊愈。

◎方法一：搓腰功

搓腰功是简便易行的一种腰部保健操，是治疗功能性腰痛的方法之一。经常搓腰不仅可以温暖腰部，促进腰部气血运行，还有助于激发阳气，使腰部得到温煦，有助于驱除导致腰部疼痛的寒湿邪气。除此之外还可以增强肾脏功能，固本培元，疏通带脉，强壮腰脊。

Step1. 一搓。选择一个相对舒适的姿势坐好，双足分开，与肩同宽。将身体放轻松的同时把两个手掌搓热。待手掌热了之后将它们放到腰眼穴（图5–21）用力揉搓。揉搓的同时注意调整呼吸，尽量呼吸得深一点，这样不仅可以疏通腰部经络，还能增强肾功能。此外，揉搓的范围尽可能大一些，这不仅对腰部有好处，对尾骨部位也能起到按摩的功效。揉搓 3 ~ 5 次深呼吸后，两手掌顺到腰椎两旁，上下用力搓动，连续做 36 次即可。

腰眼穴位于第 4 腰椎脊突左右各 3.5 寸。

Step2. 二捏。揉搓之后，腰及其周围的经络得到了疏通，会有发热的感觉。在此基础上，从命门穴（图 5-22）开始，捏至尾椎处。夹捏的过程中要集中精神，捏一下松一下，来回夹捏 3 ~ 4 次即可。

命门穴与肚脐眼平行，第 2 腰椎棘突下。

Step3. 三摩。经过夹捏之后，命门穴至尾椎处的肌肉会处于比较紧张的状态，为此我们可以通过旋转揉摩来进行放松。先将两手轻握拳，拳眼向上，以掌指关节突出部分在两侧腰眼穴处做旋转揉摩。顺时针、逆时针各旋摩 18 圈，两侧可同时进行，也可先左后右进行。

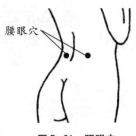

图 5-21　腰眼穴

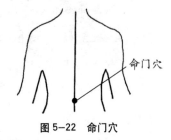

图 5-22　命门穴

Step4. 四叩。两只手轻握拳，拳眼向下，然后用两拳的掌面轻轻地叩击骶尾部，以不痛为度，左右各叩打 36 次。

Step5. 五抓。两手反叉腰，拇指放于前方，其余四指自然落在腰上。用落在腰上的四指向外抓擦皮肤。两手同时进行，各抓擦 36 次。

Step6. 六旋。直立，双足分开，与肩同宽，双手叉腰，两手用力向前推使腹部凸出，体向后仰；左手用力向右推，上体尽量左弯；两手再向后推，臀部竭力往后坐，上体尽量前弯；右手用力左推，上体尽量右弯。整套旋腰动作做下来算 1 圈，做的时候顺时针、逆时针各 9 圈。

◎方法二：穴位按摩

穴位按摩不会直接作用于病灶部位，避免了对病灶部位的压迫，所以相对其他按摩来说更加安全。

Step1. 轻扣肾俞穴（图 5-23）。取站立位，双手握空拳，用手背的四指轻轻叩击肾俞穴 20 ~ 30 次。

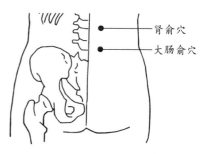

肾俞穴位于第 2 腰椎棘突下，旁开 1.5 寸。

Step2. 按摩腰眼穴。取站立位，双手叉腰，大拇指分别按在两侧腰眼处，用手挤压，先顺时针旋转揉按 36 圈，后逆时针旋转揉按 36 圈。

图 5-23　肾俞穴、大肠俞穴

Step3. 放松腰部肌肉。取站立位或坐位，双手拇指指端分别捏拿、提放腰椎两侧的肌肉各 15 ~ 20 次；用掌根按揉腰椎两侧的肌肉 1 ~ 2 分钟；双手五指并拢，分别在后腰左右两侧，用掌心上下缓慢揉搓至发热；双手握拳，用手背突出部分从腰部向上下滚动按摩。先自下而上，再自上而下，反复多次，上身可以配合前倾、后仰。

Step4. 按压委中（图 5-24）、阳陵泉（图 5-25）和大肠俞穴。用中指或拇指指端分别点按两腿的委中穴、阳陵泉和大肠俞，每穴各按压 1 ~ 2 分钟，以被按部位出现酸、麻、胀的感觉为佳。

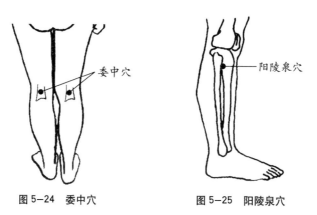

图 5-24　委中穴　　　　　图 5-25　阳陵泉穴

委中穴位于腘横纹中点。阳陵泉穴在小腿外侧，当腓骨头前下方凹陷处。大肠俞穴位于第 4 腰椎棘突下，旁开 1.5 寸。

以上穴位每日按摩 1 次，10 次为 1 个疗程。多数患者按摩 2 ~ 4 个疗程就可明显好转或痊愈，不过痊愈是针对症状较轻的患者来说的，如果症状较重，这种按摩方法只能帮助缓解，而无法使其痊愈。

◎方法三：食疗药茶方

食疗、药茶等方法虽然作用缓慢，但是对于整体调理身体体质、活血化瘀、疏通经络的效果还是非常好的，可以强筋壮骨，防治腰椎间盘突出。可以作为按摩的辅助疗法使用。

1. 食疗方

（1）当归生姜羊肉汤。羊肉 500 克，当归 6 克，生姜 30 克，红枣 10 枚，盐适量。羊肉放入沸水中焯去血沫，捞出晾凉，切块，放入砂锅中，加红枣、当归、生姜和适量水武火煮沸，撇去浮沫，转文火煮至羊肉熟烂，加盐调味。随量饮汤吃肉，隔日 1 剂，可以温经散寒、活血定痛。主治阴寒内盛、气血凝滞型腰椎间盘突出症。

（2）芝麻粥。芝麻 15 克，大米 100 克。芝麻、大米分别淘洗干净，芝麻放入锅中炒黄，碾碎。锅中倒入适量水，放入大米、芝麻碎煮粥即可。每日 1 剂，做早餐食用，有补肝肾、益精血、润肠燥等多重功效，可以缓解腰椎间盘突出的相关症状。

2. 药茶方

（1）薏苡仁防风茶。薏苡仁 15 克，防风 12 克。以上材料捣碎后搅拌均匀，分成 5 等份，装入小茶包封口。每次取 1 包放入杯中，加热水冲泡饮用即可。每日早晚各 1 次。有清热利湿、通络止痛的功效，适用于湿热壅滞导致的腰椎间盘突出症，以腰腿沉重疼痛，痛处有热感，遇热或潮湿后症状加重为主。

（2）枸杞子山茱萸茶。枸杞子 20 克，山茱萸 15 克，杜仲 12 克，五加皮 9 克。以上材料捣碎后搅拌均匀，分成 5 等份，装入小茶包封口。每次取 1 包放入杯中，加热水冲泡即可。每日早晚各 1 次，有滋肝补肾、强筋壮骨的功效，适用于肝肾亏虚导致的腰椎间盘突出症，症状以腰背酸痛，喜按喜揉，劳累时加重，休息后减轻，经久不愈，腰膝酸软，足跟痛等为主。

除了以上方法可以帮助辅助治疗腰椎间盘突出症之外，防治腰椎间盘突出症的关键还在于减少积累伤。因为腰椎间盘突出症是在退行性变基础上积累伤所致，积累伤又会加重腰椎间盘的退行性变，因此将减少积累伤做为防治腰椎间盘突出症的关键点是非常正确的。当病情发作时，卧床休息最简单有效，最好卧偏硬的床休息，并注意腰部保暖。恢复期患者起床活动，可用护腰保护腰部，同时可以开始锻炼腰肌，仰卧挺腹和俯卧鱼跃是最简单、也最为有效的方法，每次各做 5～10 个，每日早晚各 1 次，持之以恒，终身受益。

与此同时，注意一些细节可以避免病情的继续恶化。比如避免长时间保持同一站姿或坐姿，要适当进行原地活动或腰背部活动，以解除腰背肌肉疲劳；平时要注意腰腿部保暖，防止过度劳累；锻炼身体时压腿弯腰的幅度不要太大，适可而止，以防造成椎间盘突出。

腰肌劳损，多管齐下养腰椎

腰肌劳损又称功能性腰痛、慢性下腰劳损，是指腰部肌肉、筋膜与韧带等软组织的慢性损伤，是腰腿痛中最常见的疾病之一。腰肌劳损的主要症状是腰或腰骶部胀痛、酸痛，反复发作，疼痛可随气候变化或劳累程度而变化，如日间劳累加重，休息后可减轻或时轻时重。如果日积月累得不到防治，可能引起较为严重的腰椎间盘突出症或者腰椎狭窄症等。所以，腰肌劳损要及时防治。

如果不会区分腰肌劳损与其他腰部疾病，这里告诉大家一个简单的区分方法：动也痛不动也痛，持续性酸痛是腰肌劳损；不动不痛，一动就痛是第三腰椎综合征；放射线的抽痛，都痛到腿上了是腰椎间盘突出症。所以如果症状符合腰肌劳损，建议及时检查治疗。

◎从致病原因着手，防治腰肌劳损更有效

腰肌劳损是腰背肌纤维、筋膜等软组织，由于急性扭伤失治或慢性积累性损伤，而引起腰背部疼痛的一种病变。因此想要防治腰肌劳损，从引起腰肌劳损的原因来对"症"治疗是非常有效的。

1.急性腰扭伤后及时治疗和休息

生活中我们常说的"闪到腰"，如果出现症状的话一般属于急性腰扭伤。急性腰扭伤比较常见于体育运动或剧烈活动时，因此建议进行这些动作之前做好预热活动，比如做前后左右的扭腰运动。如果扭伤已经发生也不要着急，积极治疗，并遵医嘱，安心休息，防止急性转成慢性，为腰肌劳损造成隐患。

2.纠正不良的姿势

伏案工作过久、长期弯腰等都是造成腰肌慢性劳损的不良姿势。所以我

们在僵坐 1 小时后要换一个姿势，注意劳逸结合，避免因为过劳出现腰疼。如果长期坐着工作，我们前面已经提到过，可以在腰部垫一个有突起的靠垫，这样可以缓解腰部的压力，有助于避免出现腰肌劳损。背重物时，胸腰稍向前弯，髋膝稍屈，迈步要稳，步子不要大。

3. 生活方式的调摄

温度过低或湿度太大也是促发或加重腰肌劳损的因素，所以我们应根据气候的变化随时增添衣服。因此出汗及雨淋之后要及时更换湿衣或擦干身体，不要随意睡在潮湿的地方，被褥要定期在日光下暴晒。除此之外，要调整饮食习惯，避免暴饮暴食，以免体重增加，给腰部带来额外负担。

◎经常按摩，有效缓解腰肌劳损相关症状

1. 热摩腰

身体直立，双足分开，略宽于肩；双手掌心相对摩擦至有温热感后，迅速将两手掌掌侧置于两侧腰部皮肤上，上下来回摩擦 49 次，使腰部皮肤产生温热感。手法要求动作轻巧、往来流利、紧贴皮肤，但避免擦破皮肤。

2. 捶腰骶

以手四指握大拇指成拳，用拳背部有节奏地叩击腰部脊柱两侧到尾骶部，左右各叩击 36 次，具有活血通络、强筋健骨作用，可以有效缓解腰肌劳损。

3. 系统按摩

由于是按摩腰部，所以自己无法操作，最好找家人帮忙。具体手法如下：用较重力量的手法沿着被按摩者腰部两侧往返治疗 8 分钟左右；用拇指弹拨法在疼痛部位操作 5 分钟左右；用较重力量的拇指按揉法按揉大肠俞、八髎穴、秩边穴（图 5-26）各 2 分钟；用掌根按揉法在腰部两侧往返按揉 5 分钟左右。

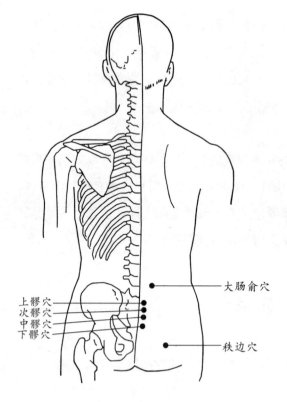

大肠俞穴位于第4腰椎棘突下，旁开1.5寸。八髎穴即上髎、中髎、下髎、次髎4个穴位，左右各1个，所以称为八髎穴，分别在第1、2、3、4骶后孔中。秩边穴平第4骶后孔，骶正中嵴旁开3寸。

上髎穴
次髎穴
中髎穴
下髎穴
大肠俞穴
秩边穴

图5-26　大肠俞穴、上髎穴、中髎穴、下髎穴、次髎穴、秩边穴

◎日常运动小方法，防治腰肌劳损简单有效

1. 旋转腰臀

两手相互摩擦至热。然后，两手叉腰，大拇指在前，其余四指按住两侧肾俞穴，先顺时针旋转腰臀部9次，再逆时针旋转9次，连续36次。每天活动腰臀部，可舒筋活血、通利关节、强健腰肌，缓解腰肌劳损。

2. 叉腰挺腹

身体直立，双足分开，略宽于肩，双手叉腰，将腹部尽量前挺，并维持5～10秒钟，重复3～6次即可。本法可调节腰腹部肌肉的紧张度，一定程度地调整并恢复腰椎生理曲度，尤其是在久坐以后，效果明显。此外，伸懒腰也能达到这样的效果。因为伸懒腰属于全身运动，有舒活筋骨、调

和气血、调节呼吸等作用，可以起到积极的健身效果，对缓解腰肌劳损也有良好的功效。

3. 撞背功

双脚分开，与肩等宽，站在平面墙壁之前，背部距离墙壁15～16厘米，全身放松协调一致，身体后仰，突然用背部撞击墙壁，借撞击的反作用力使身体前倾，如此反复进行。撞击下背部时，呈骑马式站立，上背适当前屈，两臂下垂，然后进行撞击，力量由轻到重。行动时必须使意气集中于腰、肩、背之间，直至使全身发热为止。每日早晚各练一次。撞背功能有壮腰肾，通经络，行气血，平阴阳，扶正祛邪，舒筋活络，解除痉挛，改善血液循环，促进新陈代谢，加快组织修复。血脉疏通，气机流畅，气行血活而筋脉自利，则疼痛可止。需要注意的是，有心脏病、出血性疾病者不宜练习。

椎管狭窄，治疗方法遵医嘱

椎管狭窄从狭窄部位上可分为颈椎管狭窄、胸椎管狭窄和腰椎管狭窄，其中以腰椎管狭窄最为常见。所以此处以腰椎管狭窄为例做介绍。

椎管中行走的主要是脊髓或神经根，腰椎椎管狭窄是各种原因引起椎管各径线缩短，压迫脊髓或神经根，从而导致疼痛、麻木、肢体无力、跛行、大小便障碍等一系列神经功能障碍的一类疾病。

引起腰椎管狭窄的原因，主要有先天发育性和后天获得性两种。先天性腰椎管狭窄是由先天性小椎管所致，婴幼儿期营养不良或外伤等原因也会造成先天性腰椎管狭窄。这种椎管狭窄的特点是多节椎管发病，起病较早，神经功能症状明显。后天因素导致的椎管狭窄，主要是由脊柱的退化引发，诸如腰椎间盘突出、黄韧带肥厚、后纵韧带骨化、椎体脱滑、椎小关节增生等，导致椎管内容积减小。

腰椎狭窄的主要症状是明显的腰椎疼症状和间歇性跛行。腰椎疼痛多在步行一段时间后出现，弯腰或卧床休息后，症状减轻或消失，若继续走则疼痛又现。一般腰部向前屈无碍或症状减轻，但脊柱后伸压迫到腰椎间盘就会疼痛症状加剧。症状再严重的会出现间歇性跛行，持续放射性神经根酸痛、麻痛、走窜疼，甚至可导致大小便失禁、性功能障碍或者下肢不完全性瘫痪。

X 线或 CT 检查可见，腰椎椎间狭窄症的患者，腰椎管明显狭窄。但需要注意的是，腰椎管狭窄并不等同于腰椎管狭窄症。如果影像可见腰椎管狭窄，但没有不适症状，这种情况是不需要治疗的，只有经过 X 线或 CT 检查，可见腰椎管狭窄，且患者有相应症状时，才需要进行治疗。

腰椎椎管狭窄急性发作期，卧床休息是非常有效且最便捷的治疗方式，然后配合一定的牵引、口服非甾体类抗炎药或激素硬膜外注射和痛点封闭等非手术疗法。在这里需要注意的是，椎管狭窄最好不要自行按摩，而是去医院检查，了解自己的具体情况。如果医生允许按摩，再用按摩的方法来缓解疼痛症状。一般椎管狭窄出现后，大部分采用痛点封闭治疗。

痛点封闭治疗是往腰椎神经根受压迫的位置直接注射止痛、消炎药。因为作用比较直接，如果诊断正确、注射精准的话，效果会非常好，很多患者打完后症状很快缓解或消失，是临床治疗腰椎椎管狭窄很有效的一种非手术治疗方式。

非手术治疗无效，症状继续加重、疼痛，甚至严重影响日常生活及工作时，则需手术治疗。原则是减压、固定和融合。手术会改变人体原有的组织结构，属于创伤性疗法，所以主要用于严重影响生活、工作和休息者，经非手术疗法无效者。

因此，面对椎管狭窄我们所要做的是：首先，不要盲目按摩，所有治疗谨遵医嘱；其次注意日常养护，比如卧床休息、节制性生活、做好保暖、不做剧烈运动、注意功能锻炼等。只有通过医生和个人的努力，椎管狭窄才能尽快治愈。

腰腿疼痛，与腰椎错位有关系

中老年人很容易腰腿疼痛，虽然不会对生命造成威胁，但严重影响患者的生活质量。导致腰腿疼痛的因素有很多，但是此处主要讲与脊柱相关的因素。

◎腰腿疼痛，与腰椎错位大有关联

哺乳动物大多是四条腿走路，人类解放了双手，只用两条腿走路，确实方便了很多，双手可以做出更多更美妙的东西，用起来也更加方便。但也正因为我们直立行走，所以脊柱的椎间盘，尤其是腰椎间盘承受了颈椎、胸椎等更大的负荷，等腰椎间盘无法承受这些压力时，就会出现腰椎间盘突出或错位，腰疼腿痛随之发作。而且，从日常行动来看，腰腿疼痛其实和我们坐得多、动得少关系很大，因为长期保持固定姿势不变腰椎就容易疲劳受损，出现错位。也就是说，腰腿疼痛与腰椎错位大有关联。

腰椎关节错位，多是由轻伤所致。大多数腰腿疼痛患者都不明白自己为什么会疼痛，因为很少有人相信日常生活中出现的跌仆扭闪会引起腰椎关节的错位，自然也就联系不到腰腿疼痛是由腰椎关节错位所引起的临床继发性症状。其实我们可以想象一下滑倒跌坐的动作，此时我们躯干和上肢重量与地面反作用力大小几乎相等，但方向相反。这个反作用力由坐骨经骶骨传至脊柱，沿脊柱的轴线向上对椎体、椎间盘和小关节产生压缩力。聪明的身体一般会在下跌过程稍微倾斜，即脊柱和地面呈斜角，反作用力传至腰骶结合部即腰 4 ~ 5 和骶 1 处，分解为两个相互垂直的分力，但这两个分力会随着我们手扶地或动作不太剧烈而减轻，同时韧带和关节突也会以轻度旋转来抵消两个反方向力之和，从而引起了关节错位（也有人称棘突偏歪）。这种轻伤在当时并不会引起太大的疼痛，所以大多数患者根本不知道受伤的原因，只有少数患者因为当场引起腰疼才明白受伤的原因。

腰腿疼痛分为急性和慢性两种。急性腰疼多是急性腰扭伤所致，即我们上面提到的跌仆扭闪导致腰椎关节错位引起的疼痛。慢性腰疼是腰神经受到刺激而引发的继发性临床症状，这也和腰椎关节错位有关。当腰椎关节出现错位时，小关节的撕裂也会刺激腰部神经根的后支，引起腰肌痉挛性疼痛，很多人误认为是腰椎间盘突出，但拍摄 X 线或 CT 时，可见腰椎间盘并未突出，只是关节突出现旋转或位移，提示腰疼的原因可能和脊神经后支或其分支受压牵引刺激有关。也就是说，慢性腰腿疼痛主要是腰椎关节错位引起骨纤维孔变窄，压迫腰神经后支所引发的继发性临床症状。

◎腰腿疼痛症状不同，一般腰椎错位也不相同

由腰椎错位引起的腰腿疼痛的主要症状是什么呢？最明显的就是腰部活动功能受到限制，腰部处在某个特定的位置不能动弹，腰部在做前屈或者旋转后伸直腰的时候，突然发生腰部疼痛，坐卧不安，稍微有腰部的活动就会引起疼痛加重。有时候还会引起臀部和下肢放射样的疼痛。咳嗽或者喷嚏的时候疼痛会随着幅度加重。其实，腰椎上不同位置的错位，表现的症状也略有不同。

当第 12 胸椎至第 1 腰椎之间的椎间关节突错位时，刺激到相应的脊神经，往往只表现为腰痛和直弯腰受限，下肢一般没有任何症状；当第 1 到第 2 腰椎椎间关节突错位时，主要表现为腰痛；当第 2 到第 3 腰椎椎间关节突错位时，主要表现为腰部、臀部和大腿疼痛；当第 3 到第 4 腰椎椎间关节疼错位时，会导致膝盖内侧疼痛，走路容易跛行，上下楼梯都困难；当第 4 腰椎至骶椎发生错位时，坐骨神经根就容易被刺激到，从而导致坐骨神经痛，主要症状是麻痛沿着坐骨神经放射，从单侧下肢放射到小腿外侧，再到脚面、脚趾，甚至到脚跟。

◎缓解腰腿疼痛症状，可以按摩穴位

预防腰椎错位导致腰腿疼痛，切忌久坐，建议适度活动，多到户外走走，避免过激的运动、劳动等引起腰扭伤等。除此之外，腰椎错位不建议自行按摩，一旦出现腰椎错位的相关症状，建议及时去正规医院检查治疗，一般腰椎错位治好之后，由此引发的腰腿疼痛便可一并消除。此处所说的穴位按摩仅作为缓解腰椎错位导致的腰腿疼痛症状的方法，不直接作用于错位部位，可以放心进行。

1. 委中穴配伍夹脊穴

Step1. 按压委中穴（图 5-27）。可以双侧穴位同时进行，用拇指指腹按于穴位上，一压一松，力度以感觉酸痛为宜。可以连续按压5 ~ 10 分钟，每日可多次进行。按压完穴位后可以做 1 分钟的腿部屈伸运动，帮助增强效果。

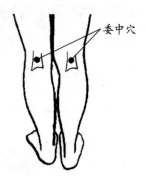

图 5-27　委中穴

委中穴位于腘横纹中点。

Step2. 按摩夹脊穴（图 5-28）。由于夹脊穴在背部，所以需要请别人帮忙。用双手拇指沿着夹脊穴，由上向下反复推揉 5 分钟，每日 1 次。

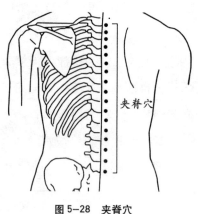

图 5-28　夹脊穴

夹脊穴当第 1 胸椎至第 5 腰椎棘突下两侧，后正中线旁开 0.5 寸，一侧17 个穴位。

除此之外，还可以艾灸委中、夹脊穴。取俯卧位，用艾灸盒或请别人帮忙，将艾条悬置距离皮肤 3 ~ 5 厘米的地方熏灸，每次 20 分钟，以皮肤微微潮红为度，每日 1 ~ 2 次。

中医学上有"腰背委中求"的说法，意思是腰背上的病症可以通过委中穴来调理。委中穴是足太阳膀胱经上的穴位，有活血通络、舒经止痛的功效。夹脊穴属于经外奇穴，有调节脏腑、舒经络活的功效，无论按摩还是艾灸，两者合用都可以增强疏通经络的效果，有效促进局部气血循环，缓解腰腿痛的症状。

2. 承山穴配伍昆仑穴

Step1. 用拇指指腹按揉承山穴（图 5-29），左右两侧各 5 分钟。力度可以随着承受能力的增强逐渐增加，总体以感觉酸痛为宜。

承山穴位于小腿后面正中，委中穴与昆仑穴之间，当伸直小腿或足跟上提时腓肠肌肌腹下出现尖角凹陷处。

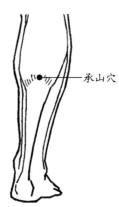

图 5-29　承山穴

Step2. 用拇指指腹按住昆仑穴（图 5-30）1 ~ 2 分钟，之后拨动小腿后面的大筋 1 ~ 2 分钟。

承山穴和昆仑穴都是足太阳膀胱经上的重要穴位，承山穴有运化水湿、固化脾土、理气止痛、舒筋活络的功效。昆仑穴是膀胱经水的高原，此处的经水通达便不会产生疼痛。两者合用可以疏通经络，缓解肌肉紧张，有效改善腰腿疼痛。

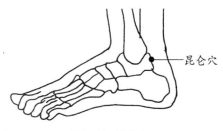

图 5-30　昆仑穴

昆仑穴在外踝后方，外踝尖与跟腱之间的凹陷处。

假性"冠心病"，治疗的同时养脊柱

冠心病是冠状动脉粥样硬化性心脏病的简称，由于冠状动脉血管发生动脉粥样硬化病变而引起血管腔狭窄或阻塞，造成心肌缺血、缺氧或坏死，比较常见的症状是胸闷、胸痛、心慌。在临床上，有一部分冠心病患者去医院详细检查会发现，有些冠心病不是心脏本身的问题，而是颈椎病导致的"颈心综合征"，也就是通俗意义上我们认为的假性"冠心病"。

◎颈心综合征与冠心病，存在一定的区别

我们知道，心脏是负责给全身输送血液，其中包括给大脑供血，而大脑供血的主要通道就是颈动脉。正常人的颈动脉是不会被压迫或刺激的，但颈椎病患者由于有增生骨刺，会挤压颈动脉和交感神经，影响大脑的供血，于是患者就出现了心悸、胸闷、心火等冠心病的症状。一次两次这样是无碍的，但长时间如此，心脏就真的出现了问题，如颈心综合征，甚至真正的冠心病。

从症状上来看，颈心综合征和冠心病都有胸闷、胸痛、心悸、心慌等症状，所以前者经常被误诊为后者。但是颈心综合征和冠心病不同的是，颈心综合征是由颈椎病引起的，其心前区疼痛与劳累、情绪激动无关，但是与颈部负荷增加有关。简单来讲，颈心综合征的胸闷、心慌等"冠心病"症状通常出现在长时间过度仰头、低头或高枕卧位后。需要注意的是，颈心综合征的患者颈椎是不会疼的，而是以头痛、头晕为主，后枕部伴有压痛，有时伴随有视力模糊、咽炎等症状。

◎治疗颈心综合征，先治疗颈椎病

颈心综合征的治疗，自然以治疗颈椎病为准。但其实一般的冠心病，在治疗的同时，也应该同时养护脊柱。因为冠心病和颈椎病的关系非常密切。

我们的心脏受心迷走神经和心交感神经的双重支配，虽然调节心脏活动和血管舒缩活动的神经元在脊髓侧角、脑干、下丘脑、小脑和大脑的一些部位，但基本中枢都在延髓内。延髓的血液供应来源于椎动脉，所以，当我们的颈椎出现病变或者挤压椎动脉都会导致脊髓供血不足，引起迷走神经抑制，进而加重对心脏的抑制，导致心脏收缩力减弱，传导降低甚至出现阻滞，冠心病就会出现，严重时甚至出现心肌梗死或猝死。所以治疗颈心综合征或者由颈椎病引起的冠心病，在治疗本病的同时养护脊柱，往往收到更好的效果。除了本书中所讲的养护脊柱的方法都可以用之外，还可以采用针对性较强的穴位疗法增强效果。

1. 按摩夹脊穴

请别人帮忙，用拇指指腹按揉夹脊穴（图5-31）各1分钟，力度以酸痛为度。第2颈椎夹脊穴、第6颈椎夹脊穴、第7颈椎夹脊穴着重再按摩1分钟。

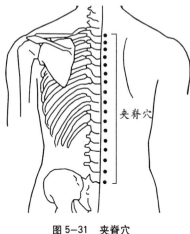

夹脊穴当第1胸椎至第5腰椎棘突下两侧，后正中线旁开0.5寸，一侧17个穴位。

图5-31　夹脊穴

2. 按摩百会穴

用食指指腹按揉百会穴（图5-32）5分钟，力度以微微酸胀为度。

百会穴位于后发际线正中直上7寸，当两耳尖直上，头顶正中。

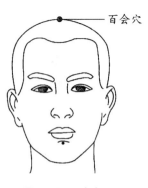

图5-32　百会穴

3. 艾灸内关、涌泉穴

用艾条温和灸法，使艾条与穴位（图5-33，图5-34）呈45°角，将艾条点燃的一端对准穴位，高度以患者自觉穴位局部温热、舒适为宜。一般灸15～20分钟，以局部泛红但没有烫伤为度。

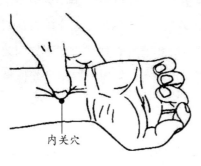

图5-33 内关穴

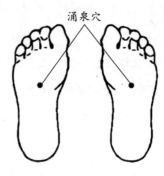

图5-34 涌泉穴

内关穴在前臂掌侧，当曲泽与大陵的连线上，腕横纹上2寸，掌长肌腱与桡侧腕屈肌腱之间。涌泉穴在足底部，蜷足时足心最凹陷处，约当足底第2/3跖趾缝纹端与足跟连线的前1/3与后2/3交点上。

夹脊穴为经外奇穴，有疏通督脉、调理背俞、调和气血、调节阴阳等作用，经常按摩对于养护脊柱有效果。而据现代研究表明，第2颈椎夹脊穴、第6颈椎夹脊穴、第7颈椎夹脊穴可以调养因为颈椎疾病而受到影响的支配心脏的交感神经，解除颈心综合征带来的相关症状。百会与涌泉穴位于人体一上一下，掌管人体一阳一阴、一气一血，按摩加艾灸可以畅达气机、协调阴阳、开窍启闭，对于颈心综合征有进一步的调理作用。而内关穴则可以进一步提升活血化瘀、通络散寒的作用，能快速消除局部积聚的邪气，有一定的"急救"作用。在综合作用下，养护脊柱加调理心脏的双重目的便能达到。

本节提醒我们，当颈部出现僵硬疼痛时，不要以为是小病小痛，本着忍一忍就过去的原则而不治疗，一定要避免这种心态，及时去医院，以免把小病拖成了大病。

肩周炎，"扒墙"方法助恢复

肩周炎是肩关节周围炎的简称，俗称五十肩，是以肩部疼痛和肩关节功能受限为主症的一种常见病。在发病初期，患者常感到肩部酸楚疼痛。这是肩周炎最典型的症状。起初只是肩部呈阵发性疼痛，多数为慢性发作，以后疼痛逐渐加剧或钝痛，或刀割样痛，且呈持续性，气候变化或劳累后常使疼痛加重，疼痛可向颈项及上肢（特别是肘部）扩散，肩痛昼轻夜重为本病一大特点，若因受寒而致痛者，则对气候变化特别敏感。之后病情加重会出现肩关节活动受限，表现为肩关节向各方向活动均受限，以外展、上举、内旋外旋更为明显，特别是梳头、穿衣、洗脸、叉腰等动作均难以完成，严重时肘关节功能也可受影响，屈肘时手不能摸到同侧肩部，尤其在手臂后伸时不能完成屈肘动作。如果此时症状得不到及时缓解，出现肌肉痉挛与萎缩，便会出现"上举不便、后伸不能"等典型症状，此时疼痛症状反而减轻。除此之外，肩周炎还伴有怕冷、压痛等特点。由于肩周炎发作时疼痛难忍，以下方法可以在积极配合医生治疗的同时，帮助你缓解疼痛。

◎方法一：巧做按摩疼痛消

1. 按摩肩峰

Step1. 捏揉肩峰。请别人帮忙，被按摩者取坐位，按摩者双手虎口张开，四指并拢，自然搭在被按摩者的肩部，五指用力拿捏，从颈部向两边开始捏按整个肩峰。

Step2. 按压肩井穴（图 5-35）。按摩者用拇指指腹按压被按摩者患侧肩井穴 5 分钟，力度以酸痛为度。

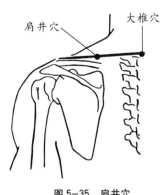

图 5-35 肩井穴

肩井穴位于大椎与锁骨肩峰端连线的中点。

Step3. 捶打后背。按摩者拳头握成空心状，捶打被按摩者后背，尤其是肩胛部位着重捶打 5 分钟，力度以有舒适感为宜。

以上操作方法均有舒活肩部气血、放松肌肉的作用，可以帮助缓解肩部疼痛、粘连等，缓解肩周炎的相关症状。

2. 综合按摩法

Step1. 掐按穴位。用拇指或食指指端分别掐按肩井（图 5-35）、外关、曲池（图 5-36）、合谷（图 5-37）、少海（图 5-38）、手三里（图 5-39）、肩髃、臂臑（图 5-40）、肩贞、天宗穴（图 5-41）各 60 ~ 80 次，以酸胀为宜。

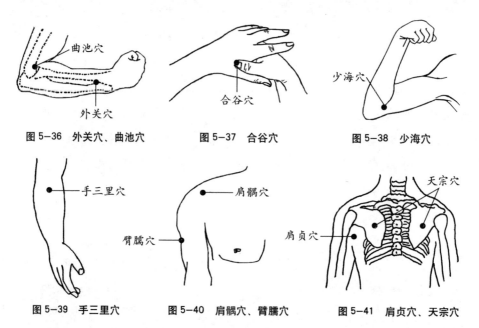

图 5-36　外关穴、曲池穴　　　图 5-37　合谷穴　　　图 5-38　少海穴

图 5-39　手三里穴　　　图 5-40　肩髃穴、臂臑穴　　　图 5-41　肩贞穴、天宗穴

外关穴位于腕背横纹上 2 寸，尺桡骨之间。曲池穴位于尺泽与肱骨外上髁连线的中点处。合谷穴在第 1、2 掌骨之间，当第 2 掌骨桡侧之中点处。少海穴屈肘，位于肘横纹头内侧端。手三里穴在前臂背面桡侧，在阳溪与曲池穴连线上，肘横纹下 2 寸处。肩髃穴在肩峰前下方，当肩峰与肱骨大结节之间的凹陷处。肩贞穴位于肩关节后下方，腋后纹头上 1 寸。臂臑穴位于臂外侧，三角肌止点处，当曲池与肩髃连线上，曲池穴上 7 寸。天宗穴在肩胛区，肩胛冈中点与肩胛骨下角连线上 1/3 与下 2/3 交点凹陷中。

Step2.拇指放在患侧的肩胛骨上，食指和中指放在患肩后，掌心贴在三角肌处，拇指、食指和中指做对称用力捏拿 50～80 次，之后患肩做旋转运动 10 次。

Step3.空心拳叩打肩、背、臀部各 30～50 次，之后以手掌按摩这些部位结束。

以上穴位均有活血化瘀、镇静止痛等功效，加上整体的叩打、捏拿、按摩，可以有效疏通患侧气血，松解粘连的肌肉。

◎方法二：日常锻炼小方法

1.扒墙法

面对墙壁，使胸部、腹部尽可能贴近墙壁，将健康的手臂举起贴于墙上，在手能够到的最高处画一条横线，然后双脚不动，双腿伸直，双手上举贴于墙壁，双手十指向上扒，目标是扒到墙上划的白线，开始时会很困难也很疼，坚持一段时间后会慢慢好转。因为在墙壁与身体相互靠近的条件下，迫使患侧上肢上举，有运动肩关节、松解粘连的效果。

2.两手抱头法

两足站立与肩同宽，两手紧抱后脑；两肘拉开，与身体平行；两肘收拢，似挟头部，如此重复进行 15～30 次即可。此方法与扒墙法功效一致。

3.旋摩肩周法

取坐位，以右手手掌贴于左肩，旋摩肩周 50～100 次，使之产生温热感，换另一边继续进行。坚持一段时间，可以起到促进气血循环、松解肌肉粘连等作用，对防治肩周炎效果良好。

4.模拟摇扇法

摇扇子是一种需要手指、腕部和局部关节肌肉协调配合的上肢肌肉，模拟摇扇子的做法可以对上肢关节、肌肉进行锻炼，促进上肢血液循环，增强肌肉力量和各关节协调配合的灵活性，在一定程度上防治肩周炎。

方法三：偏方外敷法

1. 薏苡仁酒

薏苡仁 500 克，碾成碎末，放入白酒瓶中，加白酒 500 毫升，密封，每天摇晃酒瓶 1 次，让薏苡仁在酒中浸泡更充分。15 天后，每日取适量浸湿纱布敷在患处，并用热水袋热敷即可。有祛风渗湿的功效，对于肩周炎造成的肌肉疼痛、筋脉拘挛、屈伸不利等症状有效。

2. 葱、姜泥外敷法

老姜、葱头各 250 克，捣烂如泥，放入锅中，用文火炒热，加高度白酒少量炒至汁水收尽，晾至温热（以自己能耐受的温度为宜）敷在肩周炎疼痛处，用干毛巾或纱布包住，第二天早上取下，之后继续用白酒炒热，按照同样方法外敷患处即可。一剂药可以重复使用 3 ~ 4 次，根据恢复情况考虑是否继续使用。

由于肩周炎疼痛比较严重，所以很多人患有肩周炎后往往不敢动，但是越不动症状会越严重，所以肩周炎患者平时要加强体育锻炼，尤其是应该加强肩关节的功能锻炼，像上面所讲的日常锻炼方法便非常适合。除此之外，按摩、食疗、外敷相对来说见效缓慢，需要在患有肩周炎后长期坚持。不过在肩周炎急性发作时，最好停止锻炼，卧床休息 7 ~ 10 天再进行，以免造成水肿、炎症加重。如果有专业医生指导，卧床休息阶段也可以进行适当的牵引训练。

肩膀酸痛，常按风池穴有疗效

长期坐在电脑前面工作，或者伏案工作，不仅容易感到颈椎和腰椎难受，肩膀也会酸痛僵硬。肩膀酸痛，一般被认为是颈椎病、肩周炎、颈项强直等疾病的症状。想预防和防止肩膀酸痛，应该改正自己的坐姿、睡姿，最好不要熬夜，学会缓解学习、生活上的压力。还有就是平常不要对着电脑太久，大约 1 个小时之后就要站起来活动 5～10 分钟，然后一定要注意早睡早起，这样才能够缓解全身的压力，让自己的身体得到充分的休息。

◎肩膀酸痛，与第 4 颈椎受压迫有关

很多人认为肩膀酸痛是独立存在的，其实肩膀酸痛与颈椎息息相关。临床研究表明，肩膀酸痛根源在于不正确的姿势、爱耸肩、受寒受湿等导致的斜方肌紧张。而位于颈部后方的斜方肌则与第 4 颈椎关系密切。要想知道肩膀酸痛是否与第 4 颈椎受压迫有关，可以做以下测试。

Step1. 观察自己的肩膀高度是否正常。可以对着镜子自己查看，也可以请别人帮忙查看，观察自己的肩膀是不是比正常人稍高。

Step2. 做耸肩动作。做一下耸肩的动作，看肩膀的肌肉是否会出现酸痛症状。

Step3. 观察脖子后面是否有"富贵包"。即挺直背部后，脖子后方是否有明显的肿胀，我们一般俗称其为"富贵包"。

如果满足以上三点，就说明你的第 4 颈椎很可能被压迫到了。为什么这么说呢？这就需要了解一下斜方肌和第 4 颈椎的关系。斜方肌是指将头部和肩部向后拉的背部肌肉，从颈椎和头骨底部，经过背部和肩部连接到肩胛骨和锁骨。当斜方肌紧绷收缩时，从头部、肩颈到整个后背都无一幸免。特别是斜方肌承受大负荷时，肩部就会不自觉地向上提，造成第 4 颈椎被压迫。

◎快速缓解肩膀酸痛，尝试以下小妙招

1. 按揉风池穴

两拇指指腹持续往上点按风池穴（图5-42），或快速上下擦动。每次按摩 1～2 分钟，每日可以多次按摩，力度以微微酸痛为度。

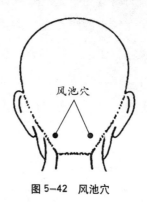

图 5-42　风池穴

风池穴在颈后部，当枕骨之下，胸锁乳突肌上端与斜方肌上端之间的凹陷处。

之所以按揉风池穴可以快速缓解斜方肌紧张造成的肩膀酸痛，是因为风池穴恰好位于斜方肌在颈后部的起点，相当于斜方肌的"总按钮"，有醒脑开窍、疏风清热、明目益聪、平肝息风、祛风解毒、通利官窍等多重功效。"总按钮"疏通了，就能引起一系列的塔罗牌效应，将与斜方肌紧张相关的症状一并消除。因此，按摩风池穴不仅可以缓解肩膀酸痛，还能改善颈部僵硬、偏头痛，消除黑眼圈，防治发烧、感冒等呼吸系统疾病，可以常按，保证其畅通。

2. 肩部热敷法

热敷法采用常规热敷法，如热水袋、热毛巾外敷肩部不适部位即可。如果肩部肌肉劳损比较严重，可以找医生开具外敷药方使用。以下药方热敷法，适用于肩膀酸痛、风湿性关节炎、骨质增生、腰椎间盘突出症等病症，但是由于每个人的情况不同，所以仅供参考。具体自己适合用什么药，找专业的医生开具药方使用，不可随意用药。

选材：鸡血藤、刘寄奴、姜黄、伸筋草、透骨草、木瓜各 30 克，川芎、秦艽、桂枝、防风、羌活、独活各 15 克，制川乌、制草乌各 10 克，细辛 5 克。

做法：将以上中药放入锅中干炒，炒热后加醋 250 克，继续炒至醋完全被中药吸收为止。之后把炒好的药材分别放入两个纱布袋中备用。

用法：每次使用前将药袋上锅隔水蒸 15 分钟，然后用干毛巾包裹热敷袋，使其不烫皮肤，将两个热敷袋分别放在肩部劳损引起酸痛的部位。当热敷袋慢慢冷却时，可以逐层去掉包裹的毛巾，一般每天热敷 40 分钟左右即可。热敷袋可以反复使用半个月左右。

功效：热敷袋治疗简便易行，能起到缓解关节疼痛、保健等作用，对于防治肩膀酸痛有不错的疗效。除此之外，洗热水澡时着重冲洗颈肩部也有相同的效果。

注意事项：中药热敷袋使用完后要放在通风干燥处，以防止中药发霉；要想达到理想的效果就一定要坚持，开始时每天都敷，症状减轻后每周热敷 2 次，直至症状消失，之后采用常规热敷方法缓解肌肉僵硬、不适即可，不必再用中药材热敷。

除了以上缓解肩膀酸痛的方法之外，还可以去放风筝、去游泳，这些方法均能够放松肩颈部肌肉，疏通气血，可以缓解肩膀酸痛。

手臂酸痛，按压膏肓穴效果好

　　手臂酸痛多数都是因为手臂劳累过度或用力过猛引起的。但是也有一些人会觉得疑惑，并没有用手干什么体力活，也没有用力过猛，可是同样会出现手臂酸痛、麻胀等感觉，这是为什么呢？那就要考虑是不是颈椎或脊柱引起的了。临床上，因为颈椎、脊柱引起的疾病多达几十种，其中很多看似与颈椎、脊柱毫无关联的病症，都可能由它们出现问题所引发的，手臂酸痛就是其中之一。

◎手臂酸痛，与第5颈椎受压迫有关

　　我们在本章的"颈椎病，5种类型治疗有别"这一节中讲了颈椎病的5种类型，其中神经根型颈椎病的主要症状之一就是手臂酸痛。这是由颈椎的关节错位、骨质增生、椎间盘突出造成了骨髓压迫或刺激，伤及神经或血管，从而使这些神经或血管所支配的筋、肉、皮肤出现了痛、麻等感觉。这种颈椎病以神经症状为主，会在颈神经分布的头部或上肢某部位，出现固定性、顽固性、位置很深的疼痛，患者会感麻痛、刺痛、钝痛、触痛或烧灼般的痛感，或麻木乏力、易倦怠等。

　　或许很多人会疑惑，既然是颈椎病，为什么颈椎不痛而头部或手臂痛呢？这是因为颈神经有不同分工的缘故。颈神经的前支是分布到头和上肢，而后支分布在颈和背。只有颈神经的前支受损，而后支无损时，颈部就不会出现疼痛，仅头痛和上肢出现疼痛。

　　判断手臂酸痛是否与颈椎有关，大家可以用不同的姿势来活动颈部。如果发现会影响手臂酸痛程度，则考虑可能是由颈椎引起的。为了进一步确认，可以自己做一下扩胸运动，如果手臂僵硬到无法向后完全扩展，说明第5颈椎受到了压迫。之后可以去医院找医生给颈椎进行 X 线检查。

手臂酸痛者，大多在工作中长时间使用上臂，且工作时还需要低头。时间久了，第 5 颈椎就会受到影响。当第 5 颈椎出现问题时，手臂酸痛还会放射到肩部乃至腰部，甚至还会出现偏头痛，背部也可能产生痉挛。

◎快速缓解手臂酸痛，尝试以下小妙招

1. 按压膏肓穴

用拇指指腹按压膏肓穴（图 5-43），一面按压一面缓缓吐气，每次持续 6 秒钟，之后重复 10 次即可。

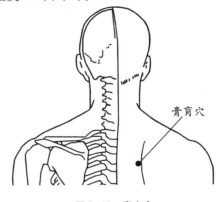

图 5-43　膏肓穴

膏肓穴位于背部，当第 4 胸椎棘突下，旁开 3 寸。

膏肓穴是人体很重要的一个穴位，中医典籍中就曾有"运动膏肓穴，去除一身之疾"的说法，俗语也有"病入膏肓"的说法，充分说明了膏肓穴的重要性。常按压膏肓穴可以起到补益虚损、散热排脂的功效，对于缓解手臂酸痛效果明显。

2. 练习颈椎操

Step1. 摩擦颈部。搓热手掌，用单手手掌来回摩擦颈部 8 秒，之后从上至下捏后颈。捏完后换另一只手再进行 1 次。

Step2. 旋转两臂。双手置两侧肩部，掌心向下，两臂先由后向前旋转 20 次，再由前向后旋转 20 次。

Step3. 环抱双肩。双手交叉呈环抱式，双手手掌分别抓住对侧的肩头，并尽量靠近颈部，吸气后吐气。吸气时双手抱起双肩向上提，踮起脚尖，使腰部悬空。吐气时脚尖回落地面。重复 8 次。

Step4. 旋转颈部。颈部进行前后左右的 360°旋转，先顺时针转 5 次，再反方向旋转 5 次。

Step5. 互相抵抗。双手交叉紧贴颈后，用力顶头颈，同时头颈向后用力，互相抵抗 5 次。

颈椎操是追本溯源的一种缓解手臂酸痛的方法。当第 5 颈椎和颈神经的前支导致手臂酸痛时，这样方法可以有效疏通颈椎气血，缓解肌肉紧张，从而降低手臂酸痛的症状。

3. 甩手锻炼

Step1. 准备姿势。身体站直，集中精神，眼睛向前看，膝盖微微弯曲，双足距离与肩同宽站立。整个脚底贴平地面站立，脚趾抓紧地面，如太极拳的马步一样。

Step2. 甩手锻炼。两臂放松慢慢上举至与肩同高，由上向下、由前向后用气力平甩，甩手时意念着于手掌，手臂放松。向后甩的手臂高度，尽可能高，不过总体以自己的耐受度为宜，无须过于勉强。

每天抽时间甩手锻炼 10 分钟，便可起到放松颈、肩、背部与手臂的作用，对于防治手臂酸痛有良好效果。

腕管综合征，快速解痛有妙招

腕管综合征是正中神经在腕管内受压而引起的手指麻木等症状的组合，因为多发于经常使用鼠标的电脑族，所以又是我们非常熟悉的"鼠标手"。

◎腕管综合征，与第6颈椎受压迫有关

腕管综合征的主要症状是正中神经支配的手指拇指、食指、中指和无名指桡侧半感觉发麻、关节疼痛、拿东西力不从心，甚至有时捧不住碗，端不起水杯。腕管综合征的首发症状是夜间手指麻木，许多患者均有夜间手指麻醒的经历。虽然手腕疼只是局部问题，但手是人类使用工具最重要的部位，所以"鼠标手"导致的酸痛无力其实对生活会产生很大的影响。

生活中的"鼠标手"多是电脑族，也有一部分是经常需要抬手腕的化妆师、理发师等。据临床研究表明，腕管综合征与第6颈椎被压迫有一定关系。为什么这么说呢？因为正中神经就是第6颈椎的重要角色，当我们的手腕用力时，正中神经的路线就会经过腕骨与韧带围成的腕管。因为腕管比较狭窄，一旦正中神经因为疲劳而肿胀时，就会受到压迫而表现为疼痛。如果想要确定腕管综合征是否是第6颈椎受压迫造成的，可以做以下测试。

Step1. 按压前臂的背面。第6颈椎被压迫者，有一个很明显的按压疼痛点，就是前臂（肘窝到手腕的部分）靠近腕部的背面。如果你的第6颈椎被压迫导致了"鼠标手"，按压这个地方会特别疼。

Step2. 曲张前臂。抬起手臂，先将前臂左右平举，再把后臂向后伸展，类似做扩胸运动。此时，如果前臂无法曲张，有点垂下来的感觉，一般表示第6颈椎被压迫到了。

因为颈椎病导致的腕管综合征，调理时要两者同时调理，尤其是注重颈椎调理，这样才能更快见到效果。

◎改善腕管综合征相关症状，尝试以下小妙招

1. 休息手腕＋给手腕找个支撑点

Step1. 每使用鼠标 2 个小时，就让手腕休息 15 分钟左右。

Step2. 调整使用手腕的方法和姿势，给手腕找到支撑点也可以快速解痛。比如找一个大小合适的棉垫，把操作鼠标时手腕悬空的地方垫起来。

Step3. 选择一个适合自己手掌大小的鼠标，以掌心正好包裹为宜。不要出现大手用小鼠标、小手用大鼠标的情况。

患有腕管综合征之后，如果长时间操作鼠标，鼠标不合适，手臂、手肘以及手腕也长时间处于悬空状态，手腕会因为疲劳和支撑力不足导致症状加重。所以尽量减少手腕长时间保持劳累姿势，让鼠标大小更适合手一些可以有效改善腕管综合征。

2. 对症按揉疼痛点

Step1. 按揉阿是穴。阿是穴即手腕的疼痛点。腕管综合征疼痛发作时，把患侧手腕伸出来平放，找到手腕上的疼痛点（阿是穴）进行按揉，并延伸到疼痛点的周围部位，必要时延伸至整个手臂。只有单侧手腕或前臂疼痛，可以自行按揉；如果连带整个手臂都疼，请别人帮忙按摩。按摩时以拇指或食指、中指和无名指三指合拢来按揉，力度适宜。

Step2. 活动手腕。前后左右扭转手腕 2 分钟左右。

按揉疼痛点属于近端取穴按摩法，可以释放正中神经的电流，之后再通过扭动手腕放松腕管神经，便能有效缓解手腕疼痛。

3. 颈臂舒展法

Step1. 取站立位，双脚自然分开与肩同宽，双手垂于身侧。

Step2. 掌心向前，手指自然张开，双臂同时向后伸展开来，伸展到最大限度，停留 5 秒钟。

Step3. 手掌合拢，手肘向内用力弯曲，弯曲到最大限度，停留 5 秒钟。

Step4. 忽然放松手臂力量，然后双手自然握住颈部，让颈部缓慢地做 5 圈

顺时针旋转，再做 5 圈顺时针旋转。

Step5. 回到初始姿势，静待 5 秒钟，结束。

腕管综合征的根源是第 6 颈椎被压迫，连累到手腕、手臂疼痛，所以颈臂舒展法可以放松第 6 颈椎，从根源上缓解因为颈椎压迫导致的腕管综合征及其相关症状。

手指发麻、发冷，常做手指操就能解决

有些女性朋友动不动就手指发冷，有时手指遇冷还会变得苍白发紫，看起来非常令人害怕。还有些人手指头容易发麻。无论是手指发麻还是发冷，其实都是颈椎退行性变引起的骨质增生、韧带肥厚、颈椎间盘突出等刺激或压迫了颈神经根，而这些神经根所发出的神经分布于上肢和手部，当这些神经根受到刺激和压迫时，就会造成相应的神经支配部位出现麻木、发冷，手指活动不灵活等情况出现。

据研究表明，人体的神经系统非常精细，不同的手指麻木，对应的颈椎关节也不尽相同。如果是拇指、食指发麻，多是第5到第6颈椎的椎间关节突错位所致。这个位置发出的神经，相当于中医里的手太阴肺经和手阳明大肠经，肺经是通向拇指的，大肠经是通到食指的。如果中指、无名指和小指麻痛，多是因为第6颈椎到第1胸椎的椎间关节突错位所导致。第6到第7颈椎发出的神经，相当于中医里的手厥阴心包经和手少阳三焦经，第7颈椎到第1胸椎所发出的神经相当于手少阴心经和手太阳小肠经。如果是与颈椎病相关的手指发麻、发冷，可以用以下方法进行调理。

◎方法一：常做手指操

Step1. 依次捏揉手指。先用右手拇指与食指夹揉按摩左手每一根手指，按揉时遵循从指根到指尖的方向。然后用同样的方法捏揉右手的每一根手指。

Step2. 推掌心。双手掌心相对，用力内推。再把双手手指交叉，用力下推。各保持10～20秒。练习时腰背要保持挺直，挺直的程度尽量达到自己的极限。

虽然手指操有各种各样的方式，但是上述手指操可以有效放松、舒展手部及肩背部，并能锻炼颈椎，缓解颈椎僵硬。练习过程中，腰背保持挺直，尽量达到自己的极限。

◎方法二：找准穴位巧按摩

1.拇指、食指麻痛

选择尺泽穴（图5-44）、曲池穴（图5-45），各点揉5分钟，配伍第5、第6颈椎处的夹脊穴，按揉2分钟。

尺泽穴位于肘横纹中，当肱二头肌腱桡侧缘凹陷处，微屈肘取穴。曲池穴位于尺泽与肱骨外上髁连线的中点处。

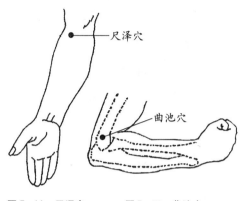

图5-44 尺泽穴　　　图5-45 曲池穴

2.中指、无名指、小指麻痛

选择天井穴（图5-46）、小海穴（图5-47），各点揉5分钟，配伍颈夹脊穴，按揉2分钟，着重按揉第6、7颈椎处的夹脊穴（图5-48）各1分钟。

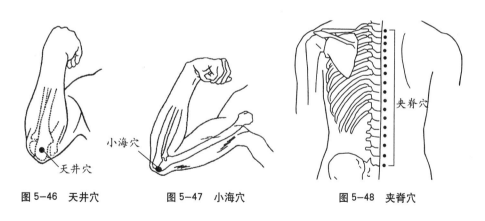

图5-46 天井穴　　　　图5-47 小海穴　　　　图5-48 夹脊穴

天井穴在臂外侧，屈肘时当肘尖直上1寸凹陷处。小海穴屈肘取穴，当尺骨鹰嘴与肱骨内上髁之间凹陷处。颈夹脊穴位于颈部正中线两侧，在第1～7颈椎棘突下缘，旁开0.5寸处，一侧7个穴位，左右共14穴。

上面已经说过，手指发麻、发冷与颈椎病有关，是由于颈椎椎管内神经被压迫造成的。按摩以上这些穴位，可以更好地减轻颈椎对神经的压迫，从而缓解手指发麻、发冷等症状。

除此之外，如果感到手指发麻、发冷，自己调理不见效，则要及时去医院进行检查、治疗，毕竟自己不是专业人士，很难对每种疾病做出区分。若将手指发麻、发冷与雷诺综合征混淆，则会耽误雷诺综合征的发现与治疗。

雷诺综合征是一种起病缓慢，发作时手足冷、麻木，偶有疼痛的一种疾病。典型发作时以掌指关节为界，手指发凉、苍白、发紫、继而潮红。疾病晚期逐渐出现手指背面汗毛消失，指甲生长变慢、变粗糙、变形，皮肤萎缩变薄且发紧，指甲或甲床周围形成溃疡，并可引起感染，症状相对严重。所以一定要引起警惕，有相关症状应尽快去医院检查，以免耽误治疗。

高血压，与颈椎相关就这样防治

如果说慢性病是健康的隐形杀手，那么高血压可以称得上慢性病中的超级杀手。因为血压控制不好，就很容易引发中风、心肌梗死等各种心血管疾病。高血压的成因很多，如家族遗传、饮食过咸过油腻、体重过重、心理压力大、吸烟等。但其实，高血压的形成和颈椎病也大有关联。

◎为什么高血压与颈椎病有一定关系

高血压和肥胖、饮食、遗传等因素有关，怎么和颈椎病也有关系呢？这就要从血压升高的原理开始说起，高血压是脑血管的舒张和收缩异常所致，而颈椎是保证脑部正常供血的纽带。当我们的第 1 到第 4 颈椎的椎间关节发生错位时，其两侧的副交感神经节后纤维就会因受压迫而兴奋，导致脑血管痉挛，时间久了，脑血管的舒张和收缩功能就会失衡，继而发展为全身性小动脉痉挛，从而使血压升高。

此外，在第 6 颈椎横突的前方还有一个颈动脉窦，它是保证脑部正常供血的核心枢纽。一旦第 6 颈椎椎间关节错位，横突前方的肌肉就会因为紧张而使斜角肌、筋膜紧绷，刺激到颈动脉窦，使血压产生波动，比如忽然升高或下降，并常伴有头晕、颈部酸痛、肩背沉重等症状。这在医学上称为颈源性高血压。

◎如何辨别高血压是颈椎病引起的

如果你患上高血压，服用药物之后却时好时坏，控制效果不佳，没有高血压家族史，在血压升高时颈椎又有不适感，就要警惕颈源性高血压了。确诊颈源性高血压需要有 X 线检查支持颈椎病的发生，如果你还没去医院，也有 3 个小方法来帮你简单判断一下，不过最终还是以医院检查为准。

1. 血压升降与颈椎病发作症状几乎"神同步"

血压升高时，头痛、头晕等高血压典型症状和颈后部疼痛几乎同时出现。随着头颈部症状的缓解，血压也随之下降。这一特点在发病早期尤为明显，随着病程的延长，此现象出现次数减少。

2. 高血压发生前血压不甚稳定

普通的高血压一般只有血压升高或正常的状态。但是颈源性高血压在高血压发生之前，相当长时间内会出现低血压或血压波动的情况。

3. 吃了降压药等于白吃，治疗颈椎病反而有效

自身高血压对于降压药多不敏感，而对颈椎病的治疗则比较敏感。随着颈椎病情况的改善，血压基本趋于稳定。

如果有以上 3 种现象，则高血压一般与颈椎病有关，是我们常说的颈源性高血压。这样的高血压吃降压药效果不怎么样，或者只能暂时降压，如果想要根治，先把颈椎病治好才是关键。

◎颈源性高血压这样去防治

1. 注意日常生活细节

日常生活中要注意颈肩部保暖，寒冷季节可适当穿有领衣服，注意颈肩部局部不能直吹风扇或空调；注意坐姿端正，不过度低头；注意枕头高度，具体枕头的选择参考本书第二章"2 大不良习惯，想养脊柱就要跟它们说再见"。

日常生活细节往往容易被忽视，但是对于颈椎病来说，注意日常生活细节本身就是一种防治方法。那些对脊柱有害的生活细节被规避后，颈椎病才能更快康复。

2. 加强颈部肌肉锻炼

Step1. 自抗力头后仰。坐在椅子上，头先前倾，两手交叉握于头后。然后头用力后仰，双手用适当的力前压，同时吸气，当头后仰到极限时，

稍停 2 秒。双手施加多一点力把头压向胸前骨上，还原预备姿势，重复做 10 ～ 20 次。

Step2. 自抗力头前压。预备姿势同上。开始时抬头，双手掌放置于额前。双手用适当力将头向后推，头用力向前倾，当下巴碰到胸前时，稍停 2 秒，还原后仰，重复做 15 ～ 20 次。

Step3. 自抗力头左倾。预备姿势同上。将右手五指按于头左侧太阳穴（图 5-49）附近，头从右侧向左侧用力倾下，右手用适当的抵抗力，直至头侧向左肩附近，稍停 2 秒，还原，做 15 ～ 20 次。

太阳穴在头部侧面，眉梢和外眼角中间向后 1 横指凹陷处。

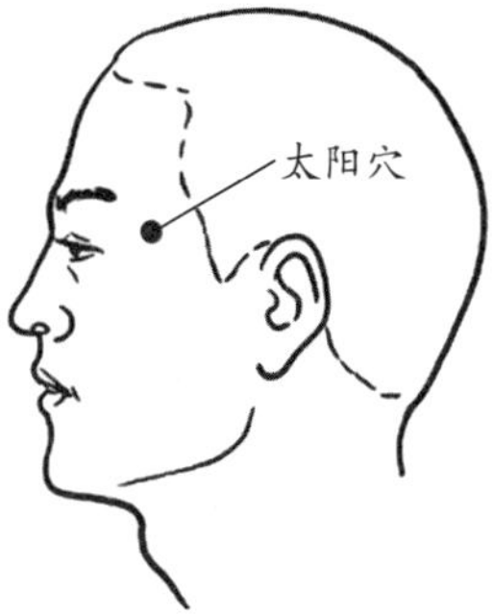

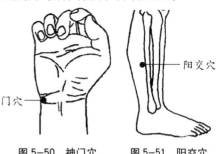

图 5-49　太阳穴

Step4. 自抗力头右倾。预备姿势同上。练习方法同头左倾，不同的是换右侧做。

以上 4 个动作练习要做全，这样颈部肌肉才能平衡发展。不过在做的时候要注意，动作要慢，手部用力不能太大，以免造成颈部损伤。一般每天抽 15 分钟锻炼颈部肌肉为好，因为强而有力的肌肉是颈椎不犯病的基础保证。

3. 经常进行穴位按摩

上午 11 点到下午 1 点这个时间范围内，选择神门穴（图 5-50）、阳交穴（图 5-51）各点揉 5 分钟，可以舒经通络、安神补脑、降低血压。

神门穴位于腕横纹尺侧端，尺侧腕屈肌腱的桡侧凹陷处。阳交穴在小腿外侧，当外踝尖上 7 寸，腓骨后缘。

神门穴是手少阴心经上的要穴，根据子午流注学说，午时也就是上午 11 点到下午 1 点的这段时间里，是人

图 5-50　神门穴　　图 5-51　阳交穴

体气血流注心经的时间，此时点揉神门穴、阳交穴可以交相呼应，有效缓解颈源性高血压的相关症状。

颈椎型糖尿病，辅以穴位按摩效果好

糖尿病是一组以高血糖为特征的内分泌代谢性疾病，其发病原理是体内胰岛素绝对或相对分泌不足引起的糖代谢紊乱。糖尿病患者体内长期存在的高血糖会导致各种组织，特别是眼、肾、心脏、血管、神经的慢性损害、功能障碍等。

糖尿病的典型症状是"三多一少"，即多饮、多尿、多食和消瘦（体重减少）。当发生酮症或酮症酸中毒时，"三多一少"的症状更为明显，身体也开始疲乏无力。据临床研究表明，大部分糖尿病患者都属于Ⅰ型糖尿病。Ⅱ型糖尿病患者则以疲乏无力、肥胖的症状呈现。

为什么会得糖尿病，普遍认为是家族遗传和环境因素所致。无论是Ⅰ型还是Ⅱ型糖尿病，均存在家族发病倾向，1/4 ~ 1/2 的患者都有糖尿病家族史。其中，进食过多、体力活动减少导致的肥胖症状是Ⅱ型糖尿病最主要的环境因素，而Ⅰ型糖尿病患者则多是存在免疫系统异常。我们本书讨论的糖尿病，重点是讲由颈椎病引起的糖尿病，即颈椎型糖尿病。

◎糖尿病和颈椎的关系

颈椎型糖尿病是由颈椎失稳、颈椎疾病等引起支配胰腺的自主神经功能紊乱而导致的糖尿病。前文中我们已经讲过，支配胰、胆、肝的交感神经节前纤维发自T4 ~ T10（T代表胸椎），胰腺由交感和副交感神经干支配，T1 ~ T9 的交感神经分布至头、颈、上肢，T4 ~ L1（L代表腰椎）分布至躯干，T10 ~ L2分布至下肢，可以有 6 个节段的重叠，所以当颈椎或上胸椎椎体移位改变时，会对胰岛素分泌造成影响。当胰岛素分泌不足时，糖尿病就会出现。

◎防治颈椎型糖尿病的拿颈颈椎操

防治颈椎型糖尿病一般用手法复位牵引来消除颈椎病这一致病因素，不过手法复位牵引是非常专业的治疗方法，所以建议大家去专业的医院咨询医师，看是否适合自己，以及如何治疗。日常生活中，如果不属于急性损伤和不适宜颈部按摩的患者，可以通过以下方法来防治颈椎变形、脱位等。

1.拿颈肌

拿颈肌可以自己进行，也可以请家人、朋友帮忙。用一只手的拇指和其余四指分别位于颈椎两侧，拿捏颈肌，一张一弛，重复20次左右，力度以皮肤潮红为度。每日1～2次，可以畅通颈部气血，防治颈椎病，并缓解因为颈椎病导致的头晕、头痛、颈项疼痛等病症。

2.两步颈椎操

Step1.下颌引颈。取站立位，双手按在后腰部（即肾脏部位），双脚分开与肩同宽。下颌仰起，向上、向前画圈，恢复初始动作。下颌向下、向前反方向画圈，恢复初始动作。这样1遍做下来为1组，重复6组。需要注意的是，画圈时力量要柔，画的圈在颈椎承受范围内尽量大一些。这样才能发挥促进颈部血液循环的功效，减少或延缓退行性病变，缓解颈椎疲劳、酸痛等引发的颈椎病、颈椎型糖尿病等。

Step2.摇头运动。取站立位，双脚分开与肩同宽，双手叉腰。头部由前向左缓慢做环绕运动，恢复初始姿势，再由前向右做环绕运动，恢复初始姿势。每次做10组，每日1～2次。可以预防颈部肌肉疲劳、萎缩，增强颈部肌肉的力量，进而防治颈椎变形、脱位等问题引发的颈椎型糖尿病。

◎防治颈椎型糖尿病的特效穴位

在通过以上方法防治颈椎型糖尿病的同时，按摩身体上的某些穴位可以促进胰岛素的分泌，改善人体微循环，辅助治疗糖尿病，长期坚持能收获意想不到的效果。

1. 关元穴

取站立位，双手叠压，放在关元穴（图5-52）上，先顺时针按揉20～40次，再逆时针按揉20～40次。每天饭后半小时或者临睡前半小时开始按摩最佳。主要适用于泌尿、生殖及肠胃疾患，也适用于血压偏高的糖尿病患者。

关元穴位于脐下3寸处。

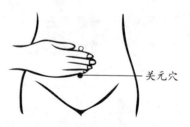

图5-52 关元穴

2. 涌泉穴

每晚临睡前1小时，两手互相交叉着搓揉足底的涌泉穴（图5-53），每天坚持搓揉10～15分钟。可以刺激人体微循环，改善糖尿病症状，还能改善失眠。

涌泉穴在足底部，蜷足时足心最凹陷处，约当足底第2/3跖趾缝纹端与足跟连线的前1/3与后2/3交点上。

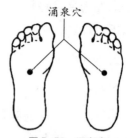

图5-53 涌泉穴

不过需要注意的是，涌泉穴不适用于所有人。如果大力按压此穴之后感到疼痛，这类人适宜按摩涌泉穴。如果大力按压之后疼痛感不明显，或者深陷进去久久无法恢复，说明肾气虚弱，这类人则不适宜按摩此穴位。

3. 足三里穴

可随时随地按揉，每次按揉次数为100～200次，当感觉到酸胀的时候就可以停止了。每周按摩3次以上。按摩足三里穴（图5-54）的同时，最好配合内关穴（图5-55）与合谷穴（图5-56）一起按摩。

足三里穴在小腿外侧，犊鼻下3寸，犊鼻与解溪连线上。内关穴在前臂掌侧，当曲泽与大陵的连线上，腕横纹上2寸，掌长肌腱与桡侧腕屈肌腱之间。

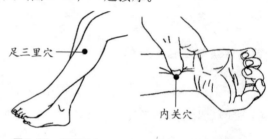

图5-54 足三里穴　　图5-55 内关穴

合谷穴在第 1、2 掌骨之间，当第 2 掌骨桡侧之中点处。

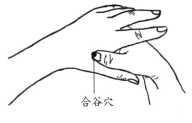

图 5-56　合谷穴

足三里穴自古以来就是保健要穴，配合内关穴、合谷穴一起按摩，可以有效缓解糖尿病以及糖尿病并发症。

4. 神阙穴

每天晚上临睡前，平躺在床上。双手先搓热之后再上下重叠放在神阙穴（图 5-57）上，先顺时针揉转 200 下，按摩的时候要注意手法轻柔，动作缓慢。当感觉到腹部发热并且没有任何不适感后停止。之后再以神阙穴为中心开始按摩，按摩可以扩大到整个腹部，因为人的腹部上分布着多个穴位，一起按摩这些穴位可以起到调整肠、胃、脾、前列腺以及膀胱等器官的作用，对于整体降糖有一定效果。

神阙穴在脐中部，脐中央。

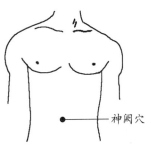

图 5-57　神阙穴

不过需要注意的是，女性朋友月经期间不宜按摩神阙穴。腹部有肿瘤或炎症时也不宜按摩神阙穴。

5. 三阴交穴

先用右手拇指按住身体左侧的三阴交穴（图5-58），手指向下压之后再放开为 1 次，连续按压 50～100 次，之后换左手拇指按压身体右侧的三阴交穴，方法相同。按摩过后，将双手的两只手掌互相摩擦，感觉到手掌发热之后，用右手手掌在左侧三阴交穴上，上下摩擦 50～100 次，之后再换另一只手做同样动作。

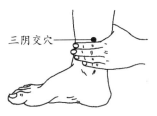

图 5-58　三阴交穴

三阴交穴在小腿内侧，内踝尖上 3 寸，胫骨内侧缘后际（图中所示为简便取穴方法）。

经常按摩三阴交穴可以调节肝、肾、脾三经气血，起到降血糖、降血压的作用。不过需要注意的是，孕妇不要按摩三阴交穴，因为容易导致流产。

6. 消渴穴

用拇指指腹点揉消渴穴（图5-59），左右穴位各5分钟，坚持100天以上，可以提升胰脏功能，防治糖尿病。

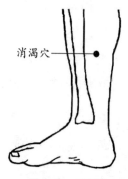

消渴穴

图5-59 消渴穴

消渴穴位于地机穴直下方，平小腿隆起处最低点。

消渴穴属于经外奇穴，是防治糖尿病的要穴。一般按压消渴穴时觉得指下有一个硬结，且痛感剧烈，说明已经患上糖尿病，如果这个硬结越大、痛感越强烈，说明糖尿病的病史越长。

进行以上穴位按摩时，找准位置最重要，切忌瞎按；按的时候要稍微用点力，以穴位感到酸痛为宜；按摩最好在比较温暖的环境，室温25℃左右进行，以免受凉；要长期坚持；不要指望按摩能治愈糖尿病，按摩只能起到辅助作用，帮助缓解疾病带来的相关症状；日常生活中该忌口还得忌口，该吃药还得吃药。

胃及十二指肠溃疡，有可能是胸椎在作怪

胃及十二指肠溃疡是一种常见的胃病，又称为消化性溃疡，病理分析是位于胃及十二指肠壁的局限性圆形或椭圆形的缺损。其主要临床症状是上腹部疼痛，可为钝痛、灼痛、胀痛或剧痛，也可表现为仅在饥饿时隐痛不适，尤其是比较劳累的时候疼痛加剧，同时伴有恶心、呕吐、泛酸水等。疼痛发作期间，上腹部会有压痛点，其中胃溃疡和十二指肠溃疡的压痛点位置稍有不同。胃溃疡的压痛点一般会在中上腹，或者上腹偏左；十二指肠溃疡的压痛点会偏右。此病若是治疗不及时，很可能引起大出血、胃穿孔、幽门梗阻等严重并发症。除此之外，吃饱后上腹部疼痛一般是胃溃疡；如果空腹疼痛，吃东西能缓解的一般是十二指肠溃疡，同时还会伴有消化道的一些不适症状。

◎慢性消化道疾病，有可能是胸椎在作祟

胃及十二指肠溃疡是由多种原因引起的，因为是胃酸、胃蛋白酶的消化作用与十二指肠的抵御作用之间失去平衡导致的，所以属于消化道溃疡范畴。既然属于溃疡病，怎么和胸椎有关呢？打个比方，比如我们的胃或十二指肠是一个主机，主机出了问题，但核心的主板和CPU没有坏，主机应该还能用。继续追查会发现，脊柱关节其实是主机的电源开关，开关出问题了，作为主机的胃或十二指肠就会出问题。所以从脊柱关节这个根源上给予治疗，这样由此引发的胃或十二指肠溃疡也会随之改善。

所以，胃及十二指肠溃疡患者如果一直服药但病情却不曾痊愈，建议去医院脊柱专科检查一下，看看自己的胸椎是否有问题。一般来说，消化性溃疡容易发生在胸椎第5到第8椎体。其中，胸椎第5到第7节椎间关节错位容易引发胃溃疡。该段发出的脊神经直接通到胃，包括交感神经和副交感神经。

交感神经是抑制胃肠功能的，副交感神经是主管胃肠功能兴奋亢进的。两种自主神经受刺激后，或是胃痉挛，胃酸分泌增多；或是胃蠕动减弱，胃液分泌减少。症状有一个从量变到质变的过程，首先出现浅表性胃炎，久而久之形成胃溃疡。最常见的症状有胃痛、反酸、不能入睡、呕吐、消化不良，经胃镜检查可见溃疡面。

另外，胸椎第 7、第 8 节椎间关节错位，刺激了通往十二指肠的神经，便会导致十二指肠溃疡。因此既然是胸椎错位导致的十二指肠溃疡，那我们把胸椎第 5 到第 8 节进行正脊复位，就可解除交感神经或副交感神经的压迫，溃疡的症状就会逐渐好转，直到痊愈。

临床上有不少这样的案例，吃了很多胃肠药都不见好，但是去医院做 X 线检查，纠正错位的胸椎后就好了。事实上这并没有什么，只是对症施治的典型而已。毕竟只有对症，才能有疗效。

◎对症治疗：饮食疗法＋胸椎保健操＋穴位按摩三部曲

1. 饮食调养

《黄帝内经》中说："饮食自备，脾胃乃伤。"说明胃肠方面的疾病与我们的饮食习惯有很大关系，因此胃及十二指肠溃疡患者要注意饮食卫生，避免饥饿、吃生冷和刺激性食物，多吃助消化、养护肠胃的食物。如此坚持下去，胃肠功能一定会得到改善。除此之外，可以通过以下食疗方进行调理。

（1）白胡椒煲猪肚汤。白胡椒 15 克，猪肚 1 只，盐适量。猪肚处理干净。锅中倒入适量水，放入猪肚和白胡椒，慢煲至熟，加盐调味即可。有补虚祛寒等功效，对于十二指肠溃疡，尤其是身体虚弱、受寒引发的更为有效。

（2）黄鱼粥。粳米 100 克，黄鱼 150 克，火腿 10 克，莼菜 50 克，葱、姜、胡椒粉、盐、味精、猪油各适量。黄鱼处理干净，洗净，肉切成小丁；莼菜择洗干净，用开水烫透，捞出放入碗中；火腿、葱、姜分别切末；粳米淘洗干净。锅中倒入适量水，放入粳米煮至粳米开花，加黄鱼肉丁、葱末、姜末、火腿末、猪油、盐继续熬煮成粥，最后调入味精、胡椒粉拌匀，盛入莼菜碗内即可。黄鱼粥有开胃益气、明目安神等功效，适合胃及十二指肠溃疡患者食用。不过要知道的是，黄鱼不能与中药荆芥同食，也不宜与荞麦同食，吃鱼前后忌喝茶。

（3）莲子粥。莲子 30 克，大米 100 克。莲子、大米分别洗净，放入锅中加水熬煮成粥即可。每天食用莲子粥，连续 1 个月，可以有效缓解脾胃虚弱型溃疡病。

（4）怀山粥。怀山药、粳米各 100 克。怀山药去皮，洗净，切块；粳米淘洗干净。锅中倒入适量水，放入粳米、怀山药熬煮成粥即可。有健脾补胃的功效，每天 1 剂，分 3 次饮服，坚持一段时间可以有效改善脾胃虚弱的状况，从而对胃及十二指肠溃疡起辅助治疗作用。

2. 胸椎保健操

Step1. 取站立位，双足自然分开，与肩同宽。

Step2. 双手伸直举高，尽量伸展身体，尤其是伸展背部。

Step3. 女性朋友在 step2 的基础上使身体再往后稍仰，可以刺激腿部肌肉，并防止臀部下垂。

在通过食疗调养脾胃的同时，常做胸椎保健操可以进一步增强效果。胸椎保健操即背部伸展操，非常适合胸椎不适导致胃及十二指肠溃疡的患者调理使用，也适合长期坐办公室的白领使用。

3. 穴位按摩

选择脾俞穴、胃俞穴（图 5-60），每穴各按揉 5 分钟。配伍足三里穴（图 5-61）和第 5 到第 8 胸椎的夹脊穴（图 5-62），每穴各按揉 2 分钟，力度以有酸痛感为宜。

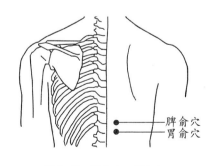

图 5-60 脾俞穴、胃俞穴

足三里穴在小腿外侧，犊鼻下3寸，犊鼻与解溪连线上。脾俞穴位于背部，第11胸椎棘突下，旁开1.5寸。胃俞穴位于背部，第12胸椎棘突下，旁开1.5寸。夹脊穴当第1胸椎至第5腰椎棘突下两侧，后正中线旁开0.5寸，一侧17个穴位。

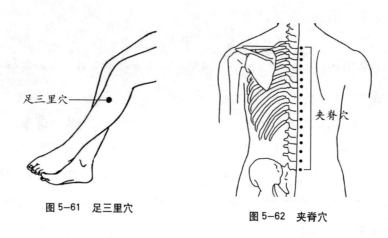

图5-61　足三里穴

图5-62　夹脊穴

　　尽管是胸椎不适引发的胃及十二指肠溃疡，但是脾胃所伤仍是本病最主要的病因，所以穴位按摩选择脾俞穴、胃俞穴这两个主治脾胃疾病的穴位，加上足三里这个足阳明胃经的合穴，便能很好地调养肠胃疾病。同时，第5到第8胸椎的夹脊穴可以直接调养胸椎，具有强身健体、调通百病的功效，共同促进疾病康复。

支气管炎，与脊柱息息相关

支气管炎是一种常见的呼吸道疾病，大多是由病毒和细菌的反复感染，或者气温下降、烟雾粉尘、大气污染等化学或过敏性因素等刺激气管和支气管黏膜引起的。表现为患者长期反复咳嗽、咳白痰，且晨起或夜间咳嗽加重。如果不加以治疗，会逐渐蔓延成慢性支气管炎。查体可发现干性啰音，咳嗽或咳痰后可暂时消失。胸片检查一般无异常发现。

◎支气管炎和脊柱的关系

脊髓发出的脊神经主要支配身体和四肢的感觉、运动和反射。支配呼吸系统的脊神经就是由 C6～T4（C 代表颈椎，T 代表胸椎）的椎间孔发出的。所以当我们的胸椎因为驼背、脊柱侧弯等原因发生椎间关节错位时，其椎间孔就会变小，从这里通过的神经就会受到刺激，从而出现气管、支气管和肺等呼吸系统疾病的临床症状。

此外，如果 C7～T3 一旦受到损伤，发生错位后，压迫了支配肺及支气管的神经，也会引起肺及支气管方面的疾病。这种由胸椎导致的支气管疾病发病前期，会有颈部、肩部酸累、疼痛的现象，自己会感觉肩部好像背了一件很沉的东西似的。除了反复咳嗽外，经常还伴有头晕、头痛、心慌、气促、胸闷等症状。因此如果有支气管炎的相关症状，要考虑是否与脊柱有关。

◎正脊复位胸椎，缓解支气管炎症状

这种由胸椎病变引发的支气管病症，会因为胸椎的正脊复位而有所好转。如果是胸椎错位引起的支气管炎，以正骨推拿疗法为主；如果是颈椎退行性变引起的，可以用牵引正骨法。因为这两种方法都比较专业，需要找专业的中医师进行，所以以下步骤仅作为了解。

Step1. 对患侧脊柱进行初步松解复位。根据患者的胸椎错位情况，进行对症初步松解复位。以 C7 ~ T3 出现错位造成的支气管炎为例，大多使用床边俯卧悬吊的旋转分压法进行松解复位，配合一定的侧头摇正法和仰头摇正法。当对胸椎进行初步松解复位后，再行牵引下正骨法。一般去正规医疗机构的脊柱专科或康复科进行时，医师还会根据患者的情况，给予专业的消炎止咳药物或红外线照射后颈、背部等治疗。此步骤需要 10 ~ 15 天，如果确诊为脊柱引起的支气管炎，通常 3 天后患者就感觉脊柱病症状明显好转，10 天后胸闷气短的症状也会大大缓解。

Step2. 整体调理期。在第一步的基础上，使用牵抖冲压、揉腰搓背等手法，调整改善脊柱侧弯或驼背鼓肚等体型。这个步骤需要 20 ~ 30 天，期间医师会根据患者情况，停服消炎止咳药，以理疗为主。

Step3. 巩固期。这个步骤可以在家进行，通常医生会建议患者家里配备一些简单的牵引工具，或者叮嘱患者过一段时间来医院进行复查和理疗。由于自我牵引也有诸多注意事项，而且要在以上两步骤的基础上进行，所以具体操作方法和注意事项遵医嘱即可。

哮喘，通过按摩止咳平喘

哮喘又名支气管哮喘，是一种以反复发作的呼吸急促、喉间哮鸣，甚则张口抬肩，不能平卧为主要症状的疾病。临床上，哮必兼喘，喘未必兼哮。本病可发生于任何年龄和季节，尤以寒冷季节和气候骤变时多发。

◎哮喘引发原因多，与脊柱也有一定关系

哮喘病一般都有遗传病史，此外环境因素在哮喘发病中也起到了诱发作用，诸如尘螨、花粉、真菌、动物毛发等吸入性抗原，二氧化硫、油漆、氨气等各种非特异性吸入物，鱼、虾、蟹等食物性抗原等。

中医学认为，哮喘的基本病机是痰饮阻塞气道，肺气宣降失常。哮喘是由于肺、脾、肾三脏虚弱而引起的疾病。肺为气之主，肾为气之根，当肺、肾不能正常运行时就会影响到气，气逆于上就会喘急；而脾为化之源，如果脾虚，就会生痰，痰阻气道，便会进一步发展为哮喘。由于脊柱和各脏腑器官均有关联，所以该病也有可能与脊柱受损有关。

从脊柱学原理来看，哮喘与颈椎病、胸椎小关节紊乱都有联系。当颈椎、胸椎受到外伤、退化性改变、小关节错位时，颈部、胸部的交感神经可能会受到压迫，进而使其分布于肺部、支气管的神经受到抑制，造成支气管平滑肌痉挛，分泌物增加，并出现胸闷、气急、咳嗽等症状，最终导致哮喘。

由脊柱导致的哮喘，可以通过以下方法进行缓解。

◎止咳平喘效果好的方法

1.防治胸椎病引发哮喘的按摩法

止咳平喘的按摩法有很多，下面介绍的按摩方法属于比较实用且有效的自我按摩法，尤其是适合由胸椎病引起的哮喘病。

Step1. 横擦腋下至膻中（图 5-63）。
取坐位，用单手手掌从腋下向膻中穴横擦，
擦 20 次，然后换另一只手横擦另一侧的腋
下至膻中穴，同样是 20 次。

膻中穴在胸部前正中线上，平第 4 肋间，
两乳头连线之中点。

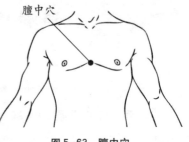

图 5-63　膻中穴

Step2. 搓擦双侧胁肋。用双手掌面从上而下搓擦双侧胁肋，反复 20 次，
以肌肤有温热感为宜。

Step3. 按揉穴位。用拇指指腹按揉膻中（图 5-63）、肺俞（图 5-64）、
中府（图 5-65）、定喘（图 5-66）、天突（图 5-67）、合谷穴（图 5-68），
每穴每次 3 分钟。

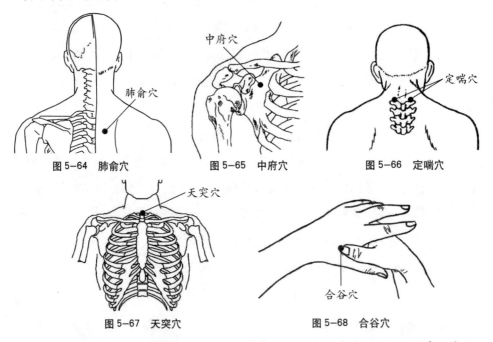

图 5-64　肺俞穴　　　图 5-65　中府穴　　　图 5-66　定喘穴

图 5-67　天突穴　　　　　图 5-68　合谷穴

肺俞穴在背部，第 3 胸椎棘突下，旁开 1.5 寸。中府穴位于胸前正中线
旁开 6 寸，平第 1 肋间隙处。定喘穴在背部，第 7 颈椎棘突下，旁开 0.5 寸处。
天突穴在颈部，当前正中线上，胸骨上窝中央。合谷穴在第 1、2 掌骨之间，
当第 2 掌骨桡侧之中点处。

Step4. 轻拍胸部。双手手掌交替轻拍对侧胸部，反复 20 次，力度以耐受为度。

Step5. 完成上述按摩后，走到室外，做深呼吸 60 次，结束本次按摩。

以上按摩可以每天进行 1 次，坚持一段时间后会发现无论是哮喘问题还是脊柱问题都能得到缓解。不过需要注意的是，如果当天室外空气不好，在室内简单做一下深呼吸也可以。

2. 脊柱养护操

脊柱养护操可以全面增强脊柱的稳定性，缓解肌肉、韧带疲劳，疏通经络、气血，达到养护脊柱的作用。对于因为脊柱问题导致的哮喘也有很好的防治作用。

Step1. 牵颈夹背。取站立位，双脚并拢，双手叉腰。挺胸，低头，双臂慢慢向后用力，使肩胛骨慢慢靠拢，后颈在此过程中慢慢向上拔，得到拉伸，停留 10 秒钟，进行下一次，重复 8 ~ 10 次，以肩胛部出现酸胀感为宜。可以缓解肩颈部肌肉酸痛、僵硬，畅通脊柱及肌肉气血，不仅能降低患脊柱疾病的概率，还能矫正不良的身体姿势。

Step2. 身体前抻。取站立位，双脚分开与肩同宽，十指交叉举于头顶，在此过程中头部抬起双眼望天，提臀收腹。之后十指交叉，掌心朝向地面，从前往下压到自己能承受的范围内尽量大一些的位置，然后十指交叉恢复站立位，重新开始下一组操作即可。每日重复 10 ~ 20 组，可以理顺关节、疏通经络，全面呵护脊柱健康。

更年期综合征，养护腰椎有帮助

更年期综合征在医学上的名称是围绝经期综合征，意思是指女性绝经前后出现的一系列因性激素波动或减少而导致的自主神经功能紊乱的症候群。更年期综合征多出现在 45～55 岁的女性身上。女性从中年过渡到老年阶段，随着月经的结束或即将结束，卵巢功能逐渐衰退，代谢功能减退，内分泌失调，自主神经紊乱，就表现为更年期综合征。

◎ 更年期综合征和腰椎的关系

俗话说："人老腰先老。"也有人常说："闪了我的老腰。"似乎衰老总是和腰椎有关系，我们有意无意地将老与腰挂钩，其实这是有一定道理的。因为腰是我们生殖器官的保护套，更年期综合征是人类自然衰老的表征，往更深的层次去研究，会发现其与腰椎密切相关。

其实腰椎的衰老比更年期综合征开始的时间更早。就亚洲人来讲，腰椎大概在 40 岁便开始衰老。我们可以通过以下方法来测试一下，如果满足，说明你的腰椎已经开始衰老了。

具体操作方法是：平躺于床，伸直双腿的膝关节，尝试抬高双腿与床呈 90°，看是否抬不到一半就疼痛难忍；平躺坐起，双腿因为疼痛而无法伸直；腰疼时尝试咳嗽几声，看是否腰疼症状加重了；腰疼发作起来，熟睡一夜没有得到任何改善，改变体位也不能减轻疼痛。

如果通过以上测试，发现自己存在这些现象，说明腰椎已经在衰老了。当腰椎开始衰老时，保护的卵巢及其功能也会随之下降，内分泌紊乱，自然就出现更年期的相关症状了。所以要想预防和治疗更年期综合征，从养护腰椎方面出发，也是可行的。

◎人老腰先老，拔罐、"倒行"防衰老

1. 拔罐

Step1. 选穴。选择心俞、膈俞、肾俞穴（图 5-69）。

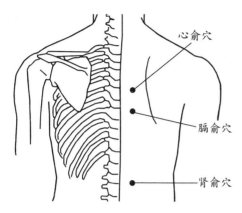

心俞穴位于第 5 胸椎棘突下，旁开 1.5 寸。膈俞穴位于第 7 胸椎棘突下，旁开 1.5 寸。肾俞穴位于第 2 腰椎棘突下，旁开 1.5 寸。

图 5-69　心俞穴、膈俞穴、肾俞穴

Step2. 消毒。用酒精棉球对穴位进行消毒。

Step3. 心俞、膈俞穴拔罐。用梅花针叩刺两穴位，使其出血，之后常规拔罐，留罐 15 分钟，以拔出微量血液为宜。

Step4. 肾俞穴拔罐。用闪罐法进行拔罐，每日 1 次，10 次为 1 个疗程。

闪罐法是指罐子拔上后立即取下，如此反复吸拔多次，至皮肤潮红为止的一种拔罐方法，要求手法纯熟，加上腰椎保护的是肾脏和生殖器官，且肾俞穴留罐困难，所以可以请专业人士来操作闪罐法。

2. 倒行

（1）常规倒行。选择人少、无车、宽阔的平地，倒退着走，要求膝盖不要弯曲，腰要挺直，两眼直视前方，同时甩开两臂，均匀呼吸，连续倒行 30 分钟，每天早上 1 次，一般 1～2 个月可见效。

（2）叉腰式倒行。站直身体，挺胸抬头，下巴微微内收，双手叉腰，两手拇指在后，分别点按在腰部两侧的肾俞穴，其余四指在前，之后倒行。倒行先从左腿开始，左腿尽量往后抬起，向后退出，身体重心后移且要稳。

先让脚掌落地，随后全脚着地，重心移至左腿后再换右腿，左右腿交替退着走即可。在走动过程中可以一边走一边用两手拇指按揉两侧的肾俞穴，加强倒行的效果。

平时我们走路是朝前的，前行时人体姿势、骨盆是向前倾的，颈椎、腰椎、腰肌、膝关节等都处于比较紧张的状态，时间久了会产生习惯性慢性劳损，导致腰椎，甚至脊柱衰老。而倒行，即倒着走，是典型的"反常态疗法"，可以使颈部、腰部紧张状态得到相应的松弛和调适，从而有利于劳损部位的康复。而且，倒行还能加强腰脊肌、踝膝关节周围的肌肉、韧带和股四头肌以及颈椎关节等部位的血液循环，有助于提升腰部组织的新陈代谢，起到舒筋活络、强身健骨的作用。

乳腺增生，胸椎上藏着治愈点

　　乳腺增生可以说是女性的"老朋友"，这原本是中老年女性朋友的一种常见乳房疾病，但最近几年不仅发病率快速增长，年龄也越来越趋向年轻化。一般来说，城市女性得这种病的概率要比农村女性高得多。因此，有人认为乳腺增生也是一种生活方式病。

　　乳腺增生会不会发生癌变？这是很多女性朋友最关心的问题。乳房上的乳腺增生就像我们的感冒咳嗽，轻度的感冒咳嗽根本不算病，也就是说轻度的乳腺增生和癌症并没有太大的关系，女性朋友没有必要过分担心。但我们也不能过分轻视它，就像感冒咳嗽可以发展为重度肺炎、慢性支气管扩张等，乳腺增生任其发展也有癌变的可能。因此，得了乳腺增生要积极治疗，注意日常保健，防患于未然。

　　要想知道自己是否患有乳腺增生，其症状可以帮助我们进行简单的判断。乳腺增生最明显的症状就是乳房胀痛或触痛，以乳房外上侧或中上部较为明显。月经来之前疼痛会加剧，随着月经的结束会逐渐消失或减退。随着乳腺增生的症状日益严重，乳房会出现持续疼痛，甚至连跑步、快速走路等运动颠簸到乳房都会疼，有时疼痛还会向肩部、背部、腋窝、手臂放射。B超可见乳房有肿块，自己也可以在乳房的一侧或双侧摸到大小不一的结节性肿块。

◎探究乳腺增生的成因，部分与胸椎息息相关

　　乳腺增生与很多因素有关。穿戴的胸罩过紧、高龄不育、人工流产、饮酒、吸烟等不良的生活方式，会导致乳腺不能拥有正常的、周期性的生理活动，从而造成乳腺增生；高血压、糖尿病患者，女性乱用雌激素等，都会导致内分泌失调，引发乳腺增生；长期压力过大，精神紧张等也会导致乳腺增生。

以上因素是大家公认的导致乳腺增生的"刽子手"，但是谈到胸椎错位也会引发乳腺增生，很多人都会觉得不可思议。然而事实就是如此，临床不断有案例发现，第3到第5胸椎椎间关节错位，会压迫到支配乳房的脊神经根，影响乳房的气血运行，使乳房气血瘀滞，进而导致乳腺增生。

胸椎和乳腺肿块有直接联系，如果胸椎左后错位，左边乳房就会有增生的肿块；如果胸椎右后错位，右边乳房就会有增生的肿块。反过来说，如果两侧乳房都有肿块，那么第4和第5胸椎就都可能发生正后错位了。

我们可以请别人帮忙做个小测试：找到第4和第5胸椎的位置，然后用手指用力按一按，如果觉得胸椎有刺痛感，说明乳腺有肿块了，哪边痛就证明哪边的乳房有增生肿块。一般这种情况下去医院做X线检查，一查一个准儿。

◎乳腺增生日常防治，内调外养效果好

明白乳腺增生和胸椎的关系，自然就知道乳腺增生其实是可以从胸椎上治疗的。所以胸椎上本身就暗藏着乳腺增生的治愈点。

1. 乳房按摩

躺在床上，先用左手掌捂住右侧乳房，乳头对准左掌心，将右手掌盖在左手背上，轻轻推按乳房，顺时针方向旋转36圈，接着逆时针方向旋转36圈。再用右手捂住左侧乳房，乳头对准右掌心，将左手掌盖在右手背上，顺时针方向旋转36圈，接着逆时针方向旋转36圈，即实现一次推拿。每天推拿2次，天天坚持，效果显著。

大多数女性朋友的乳腺增生都是轻度的，通过以上乳房按摩，服用医生开出的药物，保持心情舒畅，乳腺增生可以慢慢缓解。

2. 穴位按摩

选择膻中穴（图5-70）、少泽穴（图5-71）和夹脊穴（图5-72），膻中穴轻轻按揉1~3分钟；少泽穴掐按2分钟；夹脊穴点揉5分钟，力度以有酸痛感为宜。

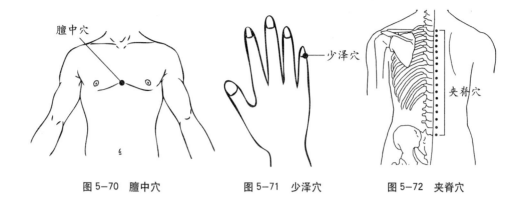

图 5-70　膻中穴　　　　　　图 5-71　少泽穴　　　　　　图 5-72　夹脊穴

膻中穴在胸部前正中线上，平第 4 肋间，两乳头连线之中点。少泽穴在小指末节尺侧，距指甲角 0.1 寸。夹脊穴当第 1 胸椎至第 5 腰椎棘突下两侧，后正中线旁开 0.5 寸，一侧 17 个穴位。

膻中穴、少泽穴是治疗乳腺增生的要穴，有软坚散结、活血通络、散气解郁的功效，配伍夹脊穴使用，可以同时调理胸椎，效果更佳。

3. 食疗方法

食疗法可以作为按摩的有效补充，从内调理气血、化瘀散结，达到辅助防治乳腺增生的目的。以下三个食疗方可常用，比单一按摩见效更快。

（1）猪肚粥。粳米、白术各 60 克，生姜 45 克，槟榔 1 枚，猪肚 1 个，盐适量。粳米淘洗干净；生姜切后炒干，与白术、槟榔共研成细末；猪肚去筋膜，洗净，放入沸水中焯洗干净，将药末放入其中，缝口。锅中倒入适量水，放入猪肚煮熟，取汁，加粳米熬煮成粥，加盐调味即可。空腹服用，连服数日，有健脾化湿、行气消瘀等功效，对防治乳腺增生效果好。

（2）黄豆粥。黄豆 100 克，芝麻粉 20 克，粳米 50 克，盐适量。黄豆、粳米分别洗净，黄豆放入水中浸泡半天。锅中倒入适量水，放入黄豆、粳米武火煮沸，加芝麻粉，转文火继续熬煮成粥，加盐调味即可。有补肝肾、润五脏、降血脂、延年益寿等多重功效，经常食用对乳腺增生有一定的辅助治疗作用。

（3）海带排骨汤。猪排骨 400 克，海带 150 克，葱段、姜片、盐、黄酒、香油各适量。海带浸泡后，放笼屉内蒸约 30 分钟，取出再用清水浸泡 4 小时，彻底泡发后，洗净控水，切成长方块；排骨洗净，用刀顺骨切开，横剁成约 4 厘米的段，入沸水锅中煮一下，捞出用温水泡洗干净。净锅内加入 1000 毫升清水，放入排骨、葱段、姜片、黄酒，用武火烧沸，撇去浮沫，再用中火焖烧约 20 分钟，倒入海带块，转武火烧沸 10 分钟，拣去姜片、葱段，加盐调味，淋入香油即可。有补肾养血、滋阴润燥、利水消肿等功效，对于乳腺增生有一定的疗效。

除了以上调理乳腺增生的方法之外，日常生活中注意不熬夜、不抽烟、不酗酒，保证规律的作息与良好的生活习惯；经常运动、锻炼，增强骨骼、肌肉力量，提升身体抵抗力；饮食上注意减少摄入高蛋白、高脂肪的食物，多吃新鲜蔬菜和水果，避免脂肪堆积；保持心情愉悦，及时排解不良情绪等都可以进一步促进乳房健康，降低患乳腺增生的概率。与此同时，要防止乳腺增生转化为乳腺癌，平时一定要养成经常检查乳房的习惯。一般情况下，35 岁以上的女性朋友最好每年做一次乳腺检查。

月经不调，防治的同时别忘了查腰椎

月经不调也称月经失调，是女性的常见病症。一般是指月经周期提前或延后，出血量异常，经期时腹痛及全身症状，即月经的期、量、色、质等发生改变。临床比较常见的是经期提前或延迟、经期延长、痛经、经期不定等。这里以经期提前、经期延迟、月经不定期的症状及原因做介绍。

1.经期提前

正常的月经是 28 天一次，经期提前是指月经周期缩短，短于 21 天，而且连续出现 2 个周期以上。一般认为，情绪激动、精神压力过大、脾气虚弱会引起经期提前。

2.经期延迟

是指月经推迟 7 天以上，甚至 40～50 天一次，而且连续出现 2 个月经周期以上。排除掉怀孕，可能是服用某些药物、身体过度疲惫所致。

3.月经不定期

是指月经提前或延迟，周期或短于 21 天，或长于 35 天。原因是肝肾功能失常，冲任失调，血海蓄溢无常。

由于月经是小女生蜕变为育龄少女的主要标准，月经规律与否，直接关系到女性的子宫、卵巢等健康状况，对女性妊娠产生影响，所以出现月经不调相关症状时一定要及时调理。除此之外，月经不调还会影响女性的容貌。月经不调的女性一般肤色或暗淡无光，或暗黄有斑。所以，月经不调看似是小病症，但对女性来说危害却很大。

◎原因分析：除了内分泌失调，别忘了查腰椎

大家都知道，月经不调和女性工作压力过大、精神过度紧张、过于肥胖、内分泌失调等有关，而且压力过大、精神紧张、肥胖等时间久了会造成内分

泌失调，所以内分泌失调是大多数女性月经不调的主因。如果检查内分泌正常，却依然存在痛经、月经不规律等月经不调的症状，建议去查查腰椎。因为当第1～4腰椎发生椎间关节突错位的时候，也会产生月经不调。

我们在第三章已经讲过，通往子宫和卵巢的神经是从第1腰椎到第4腰椎发出的，这些神经指挥、调节着月经的生理活动。因此，如果这段腰椎因为外伤发生了错位，刺激了神经，就会出现自主神经紊乱而导致月经不调。

看到这里，有些女性朋友可能会恍然大悟：怪不得我之前的月经不调吃了那么多药，打了那么多针，都没有效果，原来病因在腰椎里面藏着啊。腰椎错位导致的月经不调，以痛经最为常见，通常还伴有腰疼。所以，女性朋友平时一定要注意腰部的正确姿势，尤其是不能在弯腰扛东西时随意扭动腰部，否则很容易导致腰扭伤。

◎调理月经不调，以下方法坚持有效

1. 腰椎保健操

Step1. 站位腰椎保健操。右脚向右侧跨一步，与肩同宽，双手握拳放在身侧。先双臂向右上方一起仰起，然后向左下方甩动，此时连同胸椎一起向左转动；然后抬起左脚，与腰椎一起向右转动。左右方向各做4个8拍。

Step2. 卧位腰椎保健操。仰卧于床或瑜伽垫上，双腿自然伸直。先右腿竖直抬起，与床或瑜伽垫呈90°，然后向左侧横向甩动，以脚尖着地为准。左右交替各做4个8拍。

第1～4腰椎受压迫，会影响到月经周期的生理活动，所以女性朋友可以常做上面的腰椎保健操，能保健腰椎，防治月经不调。而且长期坚持还可以炼出小蛮腰，一举数得。

2. 按摩特效穴

Step1. 震颤关元穴（图5-73）。双手交叉重叠置于关元穴上，稍加压力，然后快速地、小幅度地上下推动关元穴。大约震颤 50 次，以局部有酸胀感为宜。

关元穴位于脐下 3 寸处。

Step2. 按揉肾俞穴（图 5-74）。用手指按揉肾俞穴，至穴位出现酸胀感，且腰部微微发热为度。其实有个更简单的方法是叩击肾俞穴，可以利用散步或走路的时间进行，就是双手握空拳，边走边击打双侧肾俞穴，每次击打 50 次左右。

肾俞穴在腰部，第 2 腰椎棘突下，后正中线旁开 1.5 寸。

Step3. 按揉三阴交穴（图 5-75）。用拇指指腹用力按摩两腿的三阴交穴 3 ~ 5 分钟。每天多次按摩，可防治月经不调，保养子宫和卵巢，使女性面色红润，皮肤紧绷。

三阴交穴在小腿内侧，内踝尖上 3 寸，胫骨内侧缘后际（图中所示为简便取穴方法）。

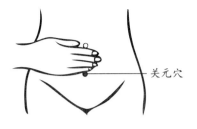

图 5-73　关元穴

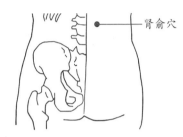

图 5-74　肾俞穴

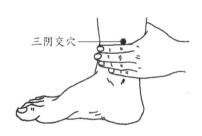

图 5-75　三阴交穴

以上穴位是身体自我调节的应对点，经常按摩可以调节女性内分泌，促进经脉畅通，补益脾、肾、肝脏等，不但可以防治月经不调，还能延缓衰老。

腿脚怕冷，连同腰椎一起呵护

腿脚怕冷是很多女性朋友容易出现的问题，甚至到了冬天冷得连被窝都暖不过来，越睡越冷。对于中老年朋友来说，腿脚怕冷、发凉的症状更为多见，也更为明显。西医学认为，腿脚怕冷一般是神经末梢循环不良造成的。因为神经末梢循环不良，人体血管的收缩、血液回流能力就会减弱，再加上天气寒冷，便会造成手脚，特别是手指尖、脚尖部分血液循环不畅，从而出现手、腿、脚都冰凉的现象。中医学认为，腿脚怕冷是气虚、阳虚的表现。

据临床研究表明，腿脚怕冷这种情况一般出现在中老年人身上，其中女性多于男性，主要是因为女性体质偏阴所致。脑力劳动者要比体力劳动者更容易出现手脚冰凉的问题，因为前者运动较少。健康的年轻男性因为火力大，很少有腿脚怕冷的情况出现。如果腿脚经常发冷、发凉，我们一般将其称为"冷寒症"，需要及时调理，以免出现更多的健康问题。

◎腿脚怕冷和腰椎、骶椎的关系

腿脚怕冷如果发生在老年人身上，要小心是否是腰椎病。因为老年人的腰椎病发病初期大多都是从下肢麻木、发凉开始，疼痛并不明显。我们在第三章介绍过，第 5 腰椎发出的脊神经支配的部位有小腿、踝、脚、脚趾。如果该腰椎错位导致脊神经被压迫的话，人体就会出现下肢循环不良、关节炎等症状。

腿脚怕冷也可能和骶椎相关。骶椎是一块很特别的骨头，人在幼年和青少年的时候有 5 块骶椎骨，成年后就合成了 1 块。骶骨像一个倒三角形，底向上，与第 5 腰椎紧紧相连；尖朝下，与尾骨相连。作为脊柱位于人体最下面的椎体，骶椎可以说直接和我们的腿部相连，所以腿脚怕冷要连同腰椎和骶椎一起呵护。

◎呵护腰椎、骶椎，温暖腰部腿脚不冷

1. 日常按摩

Step1. 横擦腰骶椎。每天晚上睡觉之前，让家人搓热双手，用手掌横擦腰椎和骶椎，擦 50 次，以感觉到整个腰部和下肢有热感为宜。

Step2. 点揉太溪、昆仑穴（图 5-76）。用拇指或食指指腹按揉昆仑、太溪穴各 5 分钟，长期坚持按揉不仅可以有效缓解腿脚怕冷的症状，还能改善腰腿痛、足跟痛等症状。

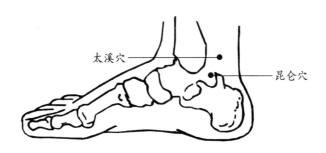

图 5-76　太溪穴、昆仑穴

太溪穴位于足内侧，内踝后方与脚跟骨筋腱之间的凹陷处。昆仑穴在外踝后方，外踝尖与跟腱之间的凹陷处。

2. **热水泡脚**

（1）常用泡脚方。泡脚最好选择质地无害、安全、保温性能好的木盆，盆的高度宜超过 20 厘米，可以没过踝关节，温度以 30℃ ~ 43℃ 为宜，最好不要超过 45℃。每天临睡前泡 20 分钟左右，即可起到加速血液循环、通气血、排毒、提高新陈代谢等作用，有效缓解腿脚怕冷的症状。

（2）醋泡脚方。取米醋或老陈醋 100 克，加入泡脚水中，泡脚，每周 3 次，每次 15 分钟。能祛除风湿、改善畏寒怕冷等症状。

（3）生姜泡脚方。生姜 30 克，切片放入盆中，加热水浸泡，把双脚悬置泡脚盆上方，用蒸汽熏蒸，至水温热后再泡脚 15 ~ 20 分钟即可。可以散寒祛湿，加速气血循环，对缓解腿脚怕冷有良好的功效。

不过泡脚时要注意：太饱、太饿时不宜泡脚，否则容易出现头晕不适的情况；心脏病、心功能不全、低血压、经常头晕、糖尿病患者不宜用太热的水泡脚，温热为宜，否则容易增加发病风险；泡脚时间不宜过久，以20分钟左右，身体微微出汗为佳，如果出汗过多，容易引发心慌等症状。

　　除了用热水泡脚之外，有时间的情况下还可以考虑半身浴。每日或隔日晚上在浴缸进行半身浴，将腿、臀，最主要是腰部彻底浸入浴缸内，进行热水泡浴。总而言之，日常做好保暖工作，并通过以上方法进行调理，坚持一段时间，腿脚怕冷的症状一般可以得到改善。

骨盆不正，常做骨盆操来矫正

从身体结构上来看，骨盆是连接上半身和下半身的重要部位，处在身体中心位置，不但需要承受上半身的身体重量，也要控制下半身的受力方式。从生理功能来看，骨盆里保护的是女性的子宫，是人类繁衍生命的重要器官。因此，骨盆的重要性不言而喻。

骨盆不正也称骨盆倾斜，包括骨盆前倾、后倾、侧倾、旋转等。同时骨盆中的骶髂关节、髋关节、耻骨联合也会发生错位或紊乱。一旦身体的重心位置偏离，日积月累就会出现"骨盆前倾""骨盆后倾"或"骨盆旋转"的情形，进而影响脊柱健康，并形成恶性循环。

◎骨盆不正危害大，有相关症状及时调理

1. 人体结构力先发生改变，体态出现问题

骨盆不正在视觉上的第一影响就是形成"长短脚"，导致稍微跛行，影响走路的仪态美。而骨盆前倾还会让我们的腹部突出，造成大腹便便的假象，其实你的肚子并没有那么大。日本还有专家根据骨盆压揉理论，推断出骨盆不正、长期得不到纠正会导致脸部不对称的结论。最明显的特征就是眼睛一大一小，一高一低，或者脸型一大一小，一边相对好看，鼻孔一高一低等。

2. 导致腰臀腿疼和各种病症

骨盆不正会连带造成骨盆倾斜、脊柱侧弯，给我们的腰椎带来更大的负荷，容易导致腰腿疼。骨盆不正后，身体左右两侧的腰方肌、髂腰肌、臀中肌等早已经不对称，腰椎就会出现侧弯，包括我们的走路、坐立和动作的姿势都发生错误，关节出现损伤，椎间盘突出，造成疼痛，进而影响内脏器官，产生各种疾病。

3. 导致生殖系统问题

众所周知，骨盆是女性生殖系统的天然屏障，而且我们的肠道、泌尿系

统被其保护着。当屏障出现了歪斜，生殖器官、肠道、泌尿系统等自然也就受到影响，不利于内脏器官的健康。而且，女性的骨盆还是胎儿阴道分娩时必经的骨性产道，其大小、形状对分娩有直接影响。

因此，骨盆不正一定要引起重视，早发现治疗，才能呵护我们的健康。一旦发现骨盆不正，可以通过以下骨盆操来矫正。

◎ 常做骨盆操，矫正骨盆不正

1. 骨盆松弛操

Step1. 平躺在床上，双足张开与肩同宽，脚掌向外打开，脚掌往脚背方向弯。先吸气再吐气，边吸气边把脚抬起约 30 厘米，两脚脚掌维持向外打开的状态 2 秒，呼气的同时放下双脚。重复 10 次。

Step2. 脚趾头往脚心方向弯曲，如同脚趾抓地一样的姿势，抓握 30 下。

Step3. 坐直身体，两腿向前伸展，微微张开，令笔直的双腿互相平衡，脚掌向前绷直，上身挺直，收腹挺胸，两肩下垂，双手自然地放于身体两侧靠后的位置，支撑身体。

Step4. 将左膝弯曲 90°，膝盖向内，小腿平摆于左侧，用小腿与左脚内侧着地，上身微微转向，令重心往右移动。左膝慢慢抬起，左脚脚掌踩地，同时转动左侧的股关节，带动上身恢复方向，重心重新移回正中央。

2. 骨盆矫正操

Step1. 全身躺平，右腿向前伸直，左膝向内弯曲，小腿内侧着地，并与大腿成 90°，双脚脚掌绷直，手臂屈肘，双手叠放于骨盆的左侧，缓缓呼气。

Step2. 保持全身姿势，缓缓抬起左膝，令左侧大腿与小腿离地，左脚踩地。

Step3. 将左膝再次压在地上，保持大腿与小腿呈 90°，骨盆转向右侧，右膝向外弯曲，右脚外侧架在左膝上，令左右小腿连成直线，保持姿势 5 秒。

3. 骨盆瘦身操

Step1. 躺卧在地上，双腿屈膝大大地张开，脚掌往外，双手分别扶在骨盆的左右两侧上，然后抬起臀部，令骨盆抬离地面，仅用脚掌、背部、头部着地。

Step2. 保持臀部离地的状态下，将弯曲的左膝往内转动股关节，骨盆向右倾斜，同时令左侧的大腿与小腿成90°。

Step3. 将转向的左腿恢复原来的姿势，左脚着地，以同样的方式将右膝往内转向，右侧小腿与大腿成90°。注意整个过程中，大腿与小腿、臀部始终离地。

以上3个方法，1和2一般组合使用效果更好，3可以提升1和2的效果。每天睡前做10～15分钟，坚持2～3个月，就会慢慢把不正的骨盆矫正过来，而且还能促进睡眠、帮助排便、使腰部和大腿变细等。

如果觉得上述骨盆操太复杂，还有一套简单的骨盆运动。但是仍需要坚持做，至少做3个月以上才有效果。

Step1. 平躺，双脚张开与肩同宽，双脚大拇趾合并呈正三角形。

Step2. 先吸气再吐气，脚抬起约30厘米，心里默数10秒，过程中双脚大拇趾合并成正三角形不变。

Step3. 双脚放下，依然维持两脚大拇趾合并成正三角形不变，平躺约2分钟。

Step4. 手伸直，身体翻转，额头靠在地板上不动，两手弯曲放在耳朵旁边，像是小狗趴着的姿势一样，保持2分钟。

Step5. 慢慢将手放在膝盖上呈半坐姿式，再左脚或右脚站立起身即可。

前列腺功能障碍，积极治疗的同时养腰椎

前列腺是男性特有的性腺器官，前列腺腺体的中间有尿道穿过，守护着尿道上口，所以，前列腺有病，排尿首先受影响。前列腺功能障碍一般表现为前列腺肿大、前列腺炎等，多发生于中老年男性身上，是泌尿外科最常见的疾病。

前列腺炎主要表现为尿频、尿急、尿痛、排尿不畅、尿线分叉、尿后滴沥、夜尿次数增多，尿后或大便时尿道流出乳白色分泌物等。偶尔并发性功能障碍，包括性欲减退、早泄、射精痛、勃起减弱及阳痿。

前列腺肿大又名前列腺增生，临床症状包括储尿期症状、排尿期间症状和排尿后症状。储尿期的主要症状是尿频、尿急、尿失禁以及夜尿增多等；随着腺体增大，机械性梗阻加重，排尿期开始出现排尿困难加重，患者表现为排尿时间延长，尿线细而无力，总是感觉排尿不尽，甚至出现尿液中断或淋漓；排尿后的症状则主要表现为排尿不尽、尿后滴沥等。

◎前列腺功能障碍原因分析，也与脊柱有关

在中医理论中，前列腺肥大和肾脏有关，是肾气不足所致。特别是老年人体质虚弱，下元亏虚，导致闭合不利。此外，常年食用辛辣和刺激食物也会积湿生热，影响膀胱，导致水道不通。从脊柱病因来看，第4腰椎和骶椎病变压迫到神经也可导致前列腺肿大。所以对于前列腺功能障碍，在积极治疗本病的基础上，还需要养护脊柱。

◎防治前列腺功能障碍，以下方法作参考

1. 艾灸法

Step1. 选穴。选择肾俞（图5-77）、命门（图5-78）、关元穴（图5-79）。

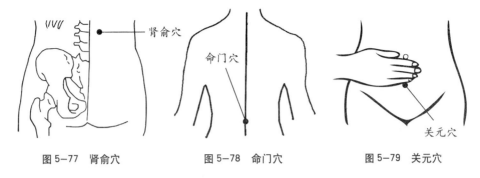

图 5-77　肾俞穴　　　　　图 5-78　命门穴　　　　　图 5-79　关元穴

肾俞穴在腰部，第 2 腰椎棘突下，后正中线旁开 1.5 寸。命门穴在背部，位于第 2、3 腰椎棘突间。关元穴位于脐下 3 寸处。命门穴与肚脐眼平行，第 2 腰椎棘突下。

Step2. 艾条温和灸。肾俞、命门穴用艾条温和灸，每穴灸 15 分钟，灸至局部皮肤红晕灼热为度。每日 1 次，10 次为 1 个疗程。灸至排尿稍微正常后，可隔日施灸 1 次，再坚持一段时间，直至排尿正常。

Step3. 艾炷隔姜灸。关元穴用艾炷隔姜灸。建议用黄豆大小的艾炷施灸，每穴 3 ～ 5 壮，灸至局部红晕稍有辣感为度。每日或隔日灸 1 次，10 次为 1 个疗程。

以上艾灸方法可以温补肾阳、疏通经络，整体调理生殖系统疾病，所以按照以上疗程进行，可对自己的症状有所缓解。

2. 按摩法

如果去医院做 X 线检查确定前列腺障碍和脊柱有关后，可以请专业的中医师对自己的腰椎或骶椎做复位法。腰椎按摩也有利于本病的预防和治疗。

Step1. 松弛腰骶部软组织。患者取俯卧位，医师站在患者身侧，先用手背关节松弛患者腰骶部的软组织，做 2 ～ 3 分钟。

Step2. 行扳法。医师以一手扳住患者肩部，另一只手按在病变的腰椎部。双手向相反方向用力，扳至最大活动范围时，双手同时瞬间发力扳转，常可听到关节复位的"咔吧"声。然后再用同样的方法扳动对侧。

Step3. 松脊松腰法。患者改取仰卧位，右腿屈曲，左腿伸直，双手指交叉置于前胸。医师站在左侧，左手抓住患者右前臂，左手掌压在患者脊柱上，双手肘关节向两边用力张开。右肘顶住患者右肩，左肘顶住患者右臀部，右手向里，左手向外，同时用力，听到"咔吧"声标志着手法完成。然后用同样方法做对侧。

以上方法总体以患者耐受为度，不要强行追求"咔吧"声，以免因为用力过度造成不必要的损伤。

除此之外，前列腺功能有障碍的男性还要注意日常生活的细节，比如多喝水，因为水是最好的稀释剂，可以有效稀释尿液，利于排尿；不憋尿，因为憋尿对前列腺和膀胱很不利；饮食清淡，少吃或不吃辣椒、大葱、生姜等刺激性食物，不酗酒，多吃五谷杂粮、水果、蔬菜等食物，因为刺激性食物会刺激前列腺和膀胱反复充血，加重局部肿胀。

性生活不和谐，把腰椎问题考虑在内

性生活不和谐，大家的第一反应就是男科疾病。这是很多男人都不愿意面对的事情。比如阳痿会影响性生活，导致性生活不和谐，但是很多男性阳痿后去男科医院并没有查出病因，而一般会认为是压力过大等心理因素所致。其实，性生活不和谐不仅有男性疾病这些常见因素，也包括腰椎问题，而腰椎问题不仅男性有，女性也有，所以当性生活不和谐又查不出原因的时候，把腰椎问题考虑在内可能会有所帮助。

◎腰椎问题对性生活的影响

腰椎问题中比较常见的是腰椎间盘突出与腰椎错位。腰椎间盘突出会对性生活产生影响的原因有两个。首先，掌控性功能的神经是从腰部发出的，椎间盘突出后压迫神经，必然导致掌管性功能的神经受到影响，男性患者出现阳痿、早泄等症状，女性则可能出现性冷淡。其次，腰椎间盘突出症产生的腰痛、腿痛等症状会影响腰部运动，对性生活的满意度产生影响。

腰椎间盘突出引发的性生活不和谐，以中央型腰椎间盘突出最为典型。因为中央腰椎间盘突出会压迫硬膜囊，导致马尾神经功能受损，可以引起男性早泄，阳痿、下肢酸胀麻痛等问题。如果病情严重，还会导致肛周、腰骶部和阴囊的坠胀疼痛。

腰椎错位会在一定程度上导致性功能障碍，无论男女都会受到影响。因为从第9到第11胸椎（腰椎的"排头兵"），分布着支配性器官的神经。所以当这部分的椎间关节出现错位时，就会压迫这些神经，导致性功能障碍。因此，如果出现了性功能问题，在排除其他因素后，不妨去认真检查一下脊柱，尤其是腰椎，问题或许就迎刃而解了。

◎内调外养，养护腰椎调理性功能

1. 饮食调养，补髓益精

椎间盘作为含水分很高的胶状体和富于弹性的软骨组织，到了中年就会出现"危机"，即椎间盘的纤维逐渐失去弹性，并发生退行性改变，再加上外力因素的损伤，很容易导致椎间盘突出症的发生。所以饮食调养不可或缺，中年男性一定要多摄入一些能增强骨骼强度、肌肉力量的营养成分，如钙、磷、蛋白质、B族维生素、维生素C、维生素E含量较高的食品，有利于病情的好转。除此之外，腰椎不好的朋友应慎吃煎炸、生冷的食物，因为此类食物不易消化，易导致便秘，使腹压增高，加重腰椎问题的相关症状；少吃或不吃辣椒等刺激性食物，这些食物容易引起咳喘而使腰椎问题加重。以下食疗方可以帮助大家调理腰椎问题，养护腰椎。

（1）腰花粥。粳米50克，猪腰90克，葱、姜、盐、味精、黄酒、五香粉各适量。猪腰一剖为二，剔除筋膜，在正面划出交叉花刀后切成小块，漂洗干净，浸泡在水中数小时，再放入沸水中汆烫，捞出放入碗中，加黄酒、五香粉腌制15～20分钟；粳米淘洗干净，放入锅中加水，武火煮沸后改文火熬煮成粥；葱、姜切末。把腰花、葱末、姜末、盐放入熬好的粥中再次煮沸，加味精调味即可。每日服用1次，7次为1个疗程。

（2）杜仲羊腰汤。羊腰500克，杜仲、枸杞子各15克，高汤、姜、盐、味精各适量。羊腰切开，除去筋膜、脂肪，切成块，用水冲洗干净，放入开水锅中焯去血水，捞出冲洗干净，控水；杜仲、枸杞子分别洗净；姜切片。将羊腰、杜仲、姜片放进炖盅内，倒入高汤烧开，撇去浮沫。放入枸杞子，盖上盖，用文火炖40分钟左右，加盐、味精调味即可。隔2～3日服用1次，更适合冬季食用。

2. 按摩养脊效果好

对于因腰椎错位或腰椎间盘突出导致的性功能障碍，对症治疗原发病后，伴随的症状也会逐渐消失。因此可以通过以下方法进行按摩，对于养护脊柱，尤其是腰椎效果良好。

Step1. 取坐位，两手向后放在后腰部，手掌贴于肾俞穴（图5-80），双掌从上向下搓擦40～100次，使局部有温热感。此法不仅可以养护腰椎，有温肾摄精之效，对于女性虚寒带下、月经不调等也有很好的防治效果。

Step2. 点揉太溪、三阴交穴（图5-81）各3～5分钟。之后请别人帮忙，按揉第9到第11胸椎的夹脊穴（图5-82）5～10分钟。有补肾、调理脊柱的功效，可以有效改善肾功能，促进性生活和谐。

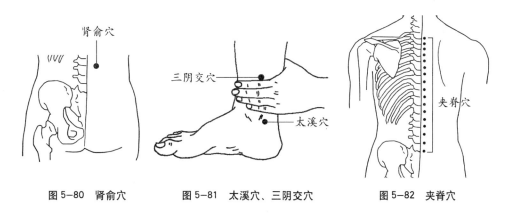

图5-80　肾俞穴　　　　图5-81　太溪穴、三阴交穴　　　　图5-82　夹脊穴

肾俞穴在腰部，第2腰椎棘突下，后正中线旁开1.5寸。太溪穴位于足内侧，内踝后方与脚跟骨筋腱之间的凹陷处。三阴交穴在小腿内侧，内踝尖上3寸，胫骨内侧缘后际。夹脊穴当第1胸椎至第5腰椎棘突下两侧，后正中线旁开0.5寸，一侧17个穴位。

除此之外，性生活不和谐也可能是女性阴道干涩或性欲降低造成的，如果女性存在这样的现象，坚持以上方法按摩之外，还可以多吃水果蔬菜，保持体液充足也是防治之本，必要时可以适当地使用润滑剂。与此同时，无论男女，在日常生活中都要注意坐有坐相、站有站相，掌握劳动、工作、学习的相关姿势和技巧，避免久坐、久站等，为养护腰椎奠定基础。如果出现性生活不和谐，去医院检查男科、妇科的同时也检查一下脊柱情况，向医生说明自己的详细情况，帮助医生进行诊断，以免延误病情。

反复腹泻、便秘，检查腰椎再防治

吃不卫生的东西导致腹泻是每个人都有的经历，便秘也是，常有"十女九秘"的说法。然而有些人便秘和腹泻交替出现，出现反复性腹泻、便秘，通常被认为是肠胃蠕动紊乱引起的。如果去医院检查确实是肠胃功能紊乱，按医嘱配合医生治疗即可。日常生活中可以搭配一些消食化积、和中止泻的食疗方进行治疗。如果搭配上热水泡足和按摩腹部，效果更好。

◎反复腹泻、便秘，考虑腰椎问题

本节所说的腹泻与便秘，主要是与腰椎问题相关的。如果腹泻、便秘总是治不好，反复出现，通过 X 线检查、结肠镜接触、小肠镜检查等，排除掉肠胃异常，建议检查下腰椎。我们在第一章已经介绍过，人体的腰椎共有5 块，其中第 1 腰椎与消化系统、泌尿系统有关。如果第 1 腰椎段出现歪斜、突出等异常，结肠功能就会受到影响，出现便秘、腹泻、腰痛、下腹痛等症状。所以如果腹泻、便秘久治不愈，可以在腰椎上论治。

◎调养腰椎，防治与之相关的反复腹泻、便秘

1. 摩腹法

Step1. 排空大小便后，仰卧于床上，全身放松，解开腰带，露出腹部，冬季应注意保暖。

Step2. 右手心紧贴腹部，左手心按在右手背上，两手一齐用力顺时针（便秘时使用）或逆时针（腹泻时使用）揉按腹部，以腹部有热感、通透感为宜。

摩腹法不仅可以防治腹泻或便秘，还能达到减少腹部脂肪的目的。腹部脂肪减少相当于给腰背部减轻负荷，对于脊柱、肌肉等都有养护意义。不过需要注意的是，按摩腹部时用力要均匀，不能过大、过猛，以免损伤内脏；

饭后2小时再按摩，效果最好，过度饥饿或暴食后都不宜进行按摩；女性在经期、妊娠期、产后1个月内都不要做按摩，特别是腰部和腹部按摩是绝对禁止的；患有内脏器官疾病、恶性肿瘤，感染性、化脓性疾病，如烧伤、烫伤、皮肤病等，静脉曲张或血栓性静脉炎、结核性关节炎等疾病的肥胖者不宜采用按摩减肥。自我按摩重在坚持，可在每天起床时和睡觉时各做一次。

2.穴位按摩法

腰椎上的穴位很多，其中悬枢穴、三焦俞和肓门穴（图5-83）具有调理三焦、通利水道、强健腰膝的功能，对便秘和腹泻具有双重调节功效，所以如果因为腰椎问题引发反复腹泻、便秘，可以三穴齐按。

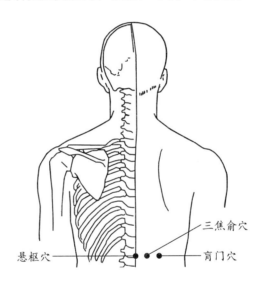

图5-83 悬枢穴、三焦俞穴、肓门穴

悬枢穴在腰背筋膜、棘上韧带及棘间韧带中。三焦俞穴位于第1腰椎棘突下，旁开2寸。肓门穴位于第1腰椎棘突下，旁开3寸。

具体操作方法：请别人帮忙，用拇指指腹分别按揉以上3个穴位，每穴每次按揉1~3分钟，可以每日多次按摩。坚持一段时间会有很好的疗效。

穴位按摩后，对腰椎和腹部进行揉按，可以进一步增强效果。如果症状比较严重，可以去专业的中医院进行针灸治疗，效果会更好。

3. 防治腹泻按摩法

Step1.患者仰卧在床上，按摩者站在其身侧，一手手掌覆按于脐上，另一手的拇指和中指分别至于下腹部两侧的大赫穴上，并同时用力，一边垂直向下点按，一边向上部脐的方向推动腹腔内的组织，持续操作1分钟后放松，如此反复4次。

Step2.覆按在脐部的手下移至小腹处，施以振颤手法，另一手点按曲泉（图5-84）、阴谷（图5-85）、三阴交穴（图5-86）各1分钟。

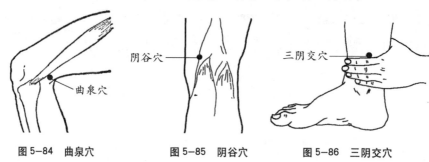

图5-84 曲泉穴　　　　图5-85 阴谷穴　　　　图5-86 三阴交穴

曲泉穴取穴时屈膝，当膝内侧横纹头上方，半腱肌、半膜肌止端的前缘凹陷处。阴谷穴位于腘窝内侧，屈膝时，当半腱肌肌腱与半膜肌肌腱之间。三阴交穴在小腿内侧，内踝尖上3寸，胫骨内侧缘后际。

Step3.患者改为俯卧位，按摩者在患者腰部施以掌心按揉法，以局部微微发热为度。

按摩时需要裸露腰腹部，所以室内温度要适宜，并关闭门窗，避免患者受寒，加重腹泻症状。按摩之后，晚上临睡前用温热的水泡脚15分钟，效果会更好。如果有时间的情况下，可以用鲜橘叶、生姜、炒麦芽、炒谷芽、焦山楂、诃子各30克水煎取汁，兑入洗脚水中泡脚，具有消食化积、和中止泻的功效，调理效果更好。

4. 防治便秘穴位按摩

Step1.指压支沟穴（图5-87）。用拇指指腹分别指压双侧支沟穴5～10分钟，由轻到重，以有酸麻胀痛感为度。可以增强大肠传导功能，缩短大便在肠内停留的时间。

支沟穴在前臂背侧，当阳池穴与肘尖的连线上，腕背横纹上3寸。

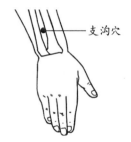

图 5-87　支沟穴

Step2. 按掐足三里穴（图5-88）。用拇指指端按掐足三里穴，一掐一松，以有酸胀、发热感为度，连做36次，两侧交替进行。足三里是胃经的要穴，能够调理胃肠功能，在一定程度上防治便秘症状。

足三里穴在小腿外侧，犊鼻下3寸，犊鼻与解溪连线上。

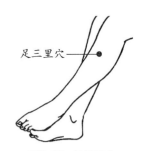

图 5-88　足三里穴

Step3. 按压腹结穴（图5-89）。将拇指或食指指腹按压住同侧腹结穴后稍加用力，以感到酸胀为佳，然后顺时针方向点揉1分钟。可以增强脾的运化功能，加强肠蠕动，增强便意。

腹结穴在下腹部，大横下1.3寸，距前正中线4寸。

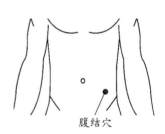

图 5-89　腹结穴

Step4. 按摩大肠俞穴（图5-90）。先同时按压两侧大肠俞穴1分钟，再仔细按摩左侧大肠俞穴3分钟，以有酸胀感为度。可以调节肠道气血运转，缩短排便时间。

大肠俞穴位于第4腰椎棘突下，旁开1.5寸。

以上方法内调外养，既可以直接缓解便秘、腹泻的相关症状，又可以调养脊柱，让便秘、腹泻不再反复。使用时可以根据自己的情况选择，坚持使用效果更佳。

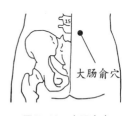

图 5-90　大肠俞穴

由于便秘、腹泻时间久了会影响肠胃健康，从而影响营养吸收，对于身体组织、器官、骨骼等均有影响。所以一旦出现反复腹泻、便秘的情况，要及时调整饮食结构，做到三餐定时定量，主食不要太过精细，要多吃些粗粮和杂粮，多吃新鲜蔬菜、水果。

要摄取足够的水分，便秘时可以使肠道得到充足的水分以利于肠内容物通过，腹泻时可以补充丢失的水分，防止脱水。

养成良好的排便习惯，要规律，不要拖延。如果便秘，建议每天早晨去厕所蹲 5 分钟左右，经过一段时间便可建立正常的排便习惯。因为结肠运动有一定的规律性，早晨起床后人由平卧转变为起立，结肠会发生直立反射，推动粪便下移进入直肠，引起排便反射。如果腹泻，有时间的话尽量卧床休息，即使排便也不要久蹲。无论腹泻还是便秘，需要注意的是排便不要太用力，以免给脊柱造成更大的压力，引起恶性循环。

积极锻炼身体。散步、跑步、深呼吸、练气功、打太极拳、转腰抬腿等，都可以加强胃肠活动，使膈肌、腹肌、肛门肌得到锻炼，同时，这些运动也能锻炼脊柱，对腹泻、便秘有双重调理的效果。

及时治疗有关疾病。无论是脊柱问题还是其他疾病导致的反复腹泻、便秘，都要及时治疗有关疾病，从根本上消除腹泻、便秘问题。

如同反复便秘、腹泻一样，很少有人知道它与脊柱问题相关。所以多了解我们的脊柱，会有意想不到的效果。虽然很多疾病会造成脊柱损伤，脊柱损伤又会造成很多疾病，但是日常生活中养护脊柱的方法也是非常多的。按照本书的方法做好日常脊柱养护，不仅能够养护脊柱，防治与之相关的疾病，还能大大降低患病概率，达到"治未病"的养生目的。